中央文明办 • 卫生部主办

相约健康社区行巡讲精粹

第3版

健康在你手中

中央文明办、卫生部特聘
首席健康教育专家 殷大奎 著

人民卫生出版社

图书在版编目(CIP)数据

健康在你手中/殷大奎著.—3版.—北京:人民卫生出版社,2011.6

(相约健康社区行巡讲精粹)

ISBN 978-7-117-13732-4

Ⅰ.①健… Ⅱ.①殷… Ⅲ.①保健-基本知识 Ⅳ.①R161

中国版本图书馆CIP数据核字(2010)第213470号

门户网:www.pmph.com	出版物查询、网上书店
卫人网:www.ipmph.com	护士、医师、药师、中医师、卫生资格考试培训

健康在你手中

第3版

著　　者: 殷大奎

出版发行: 人民卫生出版社(中继线 010-59780011)

地　　址: 北京市朝阳区潘家园南里19号

邮　　编: 100021

E - mail: pmph @ pmph.com

购书热线: 010-59787592　010-59787584　010-65264830

印　　刷: 北京铭成印刷有限公司

经　　销: 新华书店

开　　本: 710×1000　1/16　**印张:** 9

字　　数: 125千字

版　　次: 2003年9月第1版　2021年11月第3版第17次印刷

标准书号: ISBN 978-7-117-13732-4/R·13733

定　　价: 20.00元

打击盗版举报电话:010-59787491　E-mail:WQ @ pmph.com

(凡属印装质量问题请与本社市场营销中心联系退换)

《相约健康社区行巡讲精粹》丛书

第3版编委会

《相约健康社区行巡讲精粹》丛书

第3版说明

此丛书为我社2003年邀请卫生部、中央文明办聘请的11位首席健康教育专家编写，2003年第1版和2006年第2版出版后深受读者欢迎，社会影响深远，多次重印，多数品种累积印数已达20余万册。全套丛书荣获2005年度“国家科技进步奖二等奖”。

随着医学科学的飞速发展，新的疾病诊疗技术和常见病防治方法的不断出现，常见病防治知识理念的不断更新，人们对健康问题的日益关注，为了进一步发挥本套精品图书在普及健康知识中的领军作用，将健康教育巡讲活动推向新的高潮，人民卫生出版社决定修订此套丛书，使其在提高全民族健康水平的事业中更好地发挥作用。

根据医学知识的不断更新，参考读者的反馈信息，特别是针对目前医学科普图书市场出现的一些误导群众健康养生观念和方法，作者对丛书的内容、结构进行了更新和调整；增加了常见疾病防治的新理念、方法和措施。保留并提炼了原书最有特色和最有实用价值的内容。对全套书的编写形式和版式方面也做了调整，让读者更轻松的阅读。如采用了标题字体变化、段首标注、不同色块变化等；对封面和插图全部进行了更新，更加令人赏心悦目。

《相约健康社区行巡讲精粹》丛书

第3版序

《相约健康社区行巡讲精粹》第一版、第二版出版以来，对宣传普及健康知识，提高群众健康意识，推进中国公民健康素养促进行动发挥了重要作用，一直深受广大读者喜爱与好评，并获得了2005年度“国家科技进步奖二等奖”。

刚刚闭幕的第十一届全国人大第四次会议审议通过的《国民经济和社会发展第十二个五年(2011—2015年)规划纲要》明确要求普及健康教育，实施国民健康行动计划。2009年，中共中央、国务院作出了深化医药卫生体制改革的重大决策，也明确要求医疗卫生机构及机关、学校、社区、企业等要大力开展健康教育与健康促进工作，帮助群众提高健康意识和自我保健能力。大力开展健康教育与健康促进工作，普及科学、正确的健康知识，满足人民群众日益增长的健康需求，是保障和改善民生的迫切需要，也是深化医改的重要内容。

随着经济社会发展，人民群众越来越重视医疗保健和健康问题，渴望获得健康知识提高生活质量和健康水平。中国科协2010年开展的第八次中国公民科学素养调查结果显示，公众最感兴趣的科技信息是“医学与健康”，选择比例为82.7%。与此同时，2008年中国居民健康素养水平调查结果显示：我国居民健康素养水平仅为6.48%，也就是说100人中只有不到7人有能力运用掌握的基本健康知识与技能维护自身健康。但当前，网络、电视、报纸等媒体存在着大量虚假、错误的健康信息，有的甚至打着“医学大家”、“权威专家”的幌子大肆炒作，误导群众，给人民健康带来严重危害。因此，传播科学的健康知识、倡导健康的生活方式，是卫生工作者的重要责任，更是健康教育工作者的神圣使命。

“相约健康社区行”专家巡讲活动自2003年启动以来，百名医学专家走进社区与群众面对面交流，数万名社区群众直接参与这项活动，树立起了“学习科学、拥有健康、享受生活”的新风尚，对增强公众健康意识、培养健康生活方式，丰富社区健康教育活动发挥了重要作用。由卫生部和中央文明办共同组织编写的《相约健康社区行巡讲精粹》丛书是“相约健康社区行”专家巡讲活动的配套材料，是11位医学专家多年工作心血和智慧的结晶，是经过实践检验、深受群众喜爱的健康科普读物，推动了巡讲活动深入开展。

应广大读者要求，11位作者总结多年来“相约健康社区行”专家巡讲活动实践经验，根据影响健康因素的变化情况，结合医学研究的最新进展等，对丛书再次进行修订，保证其传播健康知识的科学性、准确性和权威性。我相信，这套丛书的再次修订出版，将对提高群众的健康素养，提高群众的健康水平起到重要的推动作用。

卫生部部长 陈竺

2011 年 4 月

作者简介

殷大奎 原卫生部副部长，现任中国医师协会会长、中国健康促进与教育协会会长。

1940年生，1964年毕业于同济医科大学医疗系，同年到华西医科大学附属医院工作，1989年晋升为主任医师、教授。

近10年来参与、主持制定或修改我国卫生行政法律、法规以及规章的起草工作，主持或参与处理我国重大突发卫生事件（包括重大疾病）的预防、控制工作。

曾先后在国内外发表专业学术论文120多篇、行政管理学术论文200多篇；主编专著7部，其中专业学术论文获国家科学技术进步二等奖1项、省部级科技成果一等奖1项、二等奖2项、三等奖2项。

第3版前言

同人类的任何科学技术一样，医学的生命力也在于不断发现、不断创新，而不断发现、不断创新的动力和目的在于普及，因为只有医学知识真正普及了，才能"普度"众生，才能使医学科学转化为现实生产力，才有社会价值和经济价值。医学科普有两个层次：一是通过医疗服务普及，不断促进我国医疗、预防、保健整体水平的提高；二是通过健康教育，普及医学知识，提高群众的健康意识和自我保健能力，养成良好的卫生习惯和文明健康的生活方式。

人类在20世纪中期对自身的健康问题有诸多新认识、新突破，其中新的健康概念和新的医学模式的提出，对整个医疗卫生事业产生了重大影响。我们不难预料，在新千年中，人们对自身健康问题的认识，将会有更多的新认识、新创造，医学卫生科学知识将在我国得到更广泛的普及。当然，任何新认识、新创造，都是以前辈的优秀文化思想和科学成果为基础的。判断新与旧的一个重要原则，不但要看其是否有超前性，而且还要看其是否适应社会现实发展的需要，不适者为陈，适合者为新。

科学不是我们的最终目的，要通过普及，让尽可能多的普通百姓去掌握它，这才是我们健康教育的最终目的。为了达到健康知识普及的目的，我们就必须强调健康教育和健康促进。一个是教育，一个是促进，两者是不可分的。健康教育是基础，要让老百姓了解一些保护健康的基本知识，

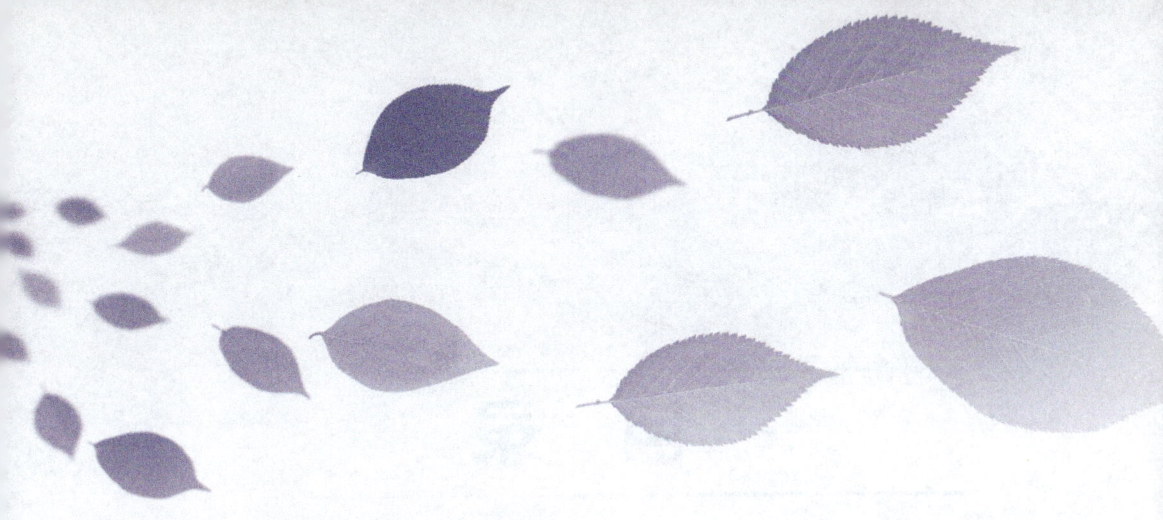

但是光靠知识是不行的，一定要把这些知识落到实处，这就是我们健康促进的内容。《相约健康社区行》活动3年前在北京启动，中央文明办和卫生部联合开展了专家巡讲活动，受到广大人民群众的广泛关注和热烈欢迎，取得了良好的社会影响和效果。因此，我把这次巡讲内容资料和我多年从事临床、卫生管理工作的体会，结合2003年初SARS流行情况，与百姓健康息息相关的一些问题组织编写成本书，希望随着《相约健康社区行巡讲精粹》这套丛书的出版，能够对增强群众自我保健意识和预防疾病的能力有所帮助。

殷大奎

2011年3月

目录

第一章 SARS再次给人类敲起警钟

第二章 健康概念"换代升级"

第三章 崇尚科学文明，摒除生活陋习

第四章 媒介生物与人类健康息息相关

第五章 疾病，医师和病人共同的敌人

第六章 面向新世纪的医学科普

第一章

SARS 再次给人类敲起警钟

SARS（传染性非典型肺炎简称"非典"）的中文译音是"萨斯"，我看也可以译成"傻事"或"杀死"。后两者，中文的意思虽然不中听，但却一针见血，把人类与SARS病的内在联系深刻地勾画出来了。

从目前掌握的有限知识，足以证明SARS的流行，的确是人类干的一件"傻事"，也是人类滥捕滥杀动物（尤其是野生动物）的结果。它们没有惹你，你却不断地侵害它、骚扰它。你要消灭它，它就要报复你。

SARS来了，给人类上了生动的一课。SARS走了，我们要从中汲取教训。

教训是：人类与大自然必须和谐共存。

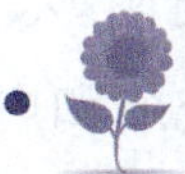

一、SARS，一生难忘的回忆

2003年的春天，给我们每一个中国人都留下了一生难忘的回忆。

战胜SARS，是人类与传染病斗争的奇迹。

战胜SARS，是人类与传染病斗争的奇迹。

这年春天，突如其来的“非典”来了，大家平静的生活突然被它打乱。“非典”挑战人类、挑战生命，中华民族面临着一场严峻考验。

这一切是从2002年11月16日开始的。

广东佛山市一名病人出现发热。病人姓唐，45岁，是一名农村干部，身体健康。16日那天，他突然出现发热、头痛、周身不适。起初以为是普通感冒，在当地卫生院服用了一些感冒药，但不见效果。体温上升，持续不退，干咳，全身酸痛也越来越加重。

几天后，在卫生院拍了一张X线片，医师说肺部有阴影，诊断为肺炎，但是血液中白细胞不高。经过几天治疗，病情丝毫未减，需要吸氧治疗，再拍X线片发现阴影比原来扩大了许多。

更为糟糕的是，病后一直照顾他的妻子和舅妈，也被传染而患上了同样的病，以后舅妈又将该病传染给她的丈夫和女儿，全家一共有5人患病。

11月25日，这名病人来到佛山市第一人民医院治疗，由于病情严重，他和舅妈住进了重症监护病房，并且使用气管插管和人工呼吸机治疗。

12月中旬，广州中山大学的医师前来会诊，认为病人患的是一种罕见而严重的呼吸系统病毒性感染。在当地医院的精心救治下，病人终于转危为安。

这一家人的怪病，人们可能会认为是偶然事件。但是，就此揭开了SARS传播的序幕。

2002年12月15日，来自广东河源市紫金县的2名病人，黄某和郭某，先后住进了市第一人民医院。他们的症状是发热、咳嗽、肺部检查有阴影。由于病情危重，病人先后由该院医师护送，转到广州市呼吸病研究所和广州军区总医院治疗。

2003年1月2日，河源市人民医院向省卫生厅发出了紧急传真。报告该院的内一科收治了2例重症肺部感染的病人。随后，河源市人民医院内一科的7名医务人员和同病房的一名病友先后发病。其中3位医师的病势严

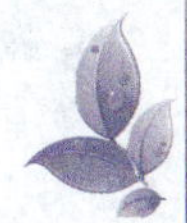

重，希望省卫生厅立即组织专家会诊。

接到河源市人民医院的紧急报告后，只有几个小时，6位医学专家出现在省卫生厅501小会议室，接着赶赴河源市调查。在这个细雨纷飞的夜晚，在这座偏僻的小山城，医学家作出诊断：非典型肺炎。从此，这个医学名词就成为2003年全球使用最频繁的关键词。

随后广东的中山、江门、广州、深圳等地也先后出现了类似的病例。

而在“非典”的重灾区——北京市，解放军总医院于2003年3月1日深夜收治了第一例“非典”病人。

这是一名来自山西太原市26岁的女个体经商者。她在2月19日，曾去过广州。两天以后，出现了畏寒、发热等症状。2月24日，病人回到太原市，仍然高热不退，在当地医院诊断为“发热待查”。随后，病人被送到北京，于3月3日收入解放军总医院呼吸科，诊断为“非典”。这时，她的父母也被感染。3月5日，病人转诊，住进了解放军302医院（传染病医院）。

SARS就这样向人类“不宣而战”，从背后偷偷袭来。

在那段日子里，人们很少出门，外出带上了口罩。各种媒体反复地劝说人们，建议人们经常洗手。空气中，到处弥漫着过氧乙酸刺鼻的酸味，到每个单位、进入每个社区或村庄，首先要求做的第一件事就是测体温。有的地方，例如北京，据说仅“预防非典”的中药汤剂就卖出去400万剂。人们通过手机，用发送短信息的方式，传递着相互的祝福和安慰。

在这场既没有硝烟，也看不见敌人的战争中，在以胡锦涛同志为首的党中央领导下，全国人民万众一心，众志成城。

在SARS“黑云压城城欲摧”的四、五、六月间，我们依靠科学，严防死守。城市、乡村、学校、军营……到处摆开战场，亿万人民手挽手，铸成抵御“非典”的钢铁长城。

医师和护士，成为2003年春天最受人们尊敬的职业。白衣天使，成为与SARS抗争那些日日夜夜里最可爱的人。

百万医务人员用肩头筑起阻击“非典”的坚固堤坝。人们认识了广州

呼吸疾病研究所的钟南山院士、北京302医院74岁的姜素椿教授，也记住了为抗击“非典”而倒下的英雄邓练贤、叶欣、李晓红、丁秀兰、王晶……

小汤山和泰山、珠穆朗玛峰、喜马拉雅山一样，成为人们熟悉的“山”，尽管这里并没有山，却有一座创造了人类与传染病斗争奇迹的野战医院——它的全称是“解放军小汤山非典定点医院”。

北京市于6月11日，确诊了最后一名病人，其间经历了103天。

这一切又在6月24日奇迹般地结束。

这一天，世界卫生组织宣布取消对北京的旅游限制建议，并将北京从“近期有当地传播疾病”的名单中删除（即“双解除”）。

最后的盘点结果是，全国内地共有24个省（自治区、直辖市）报告非典病人5326例，死亡347例。

这次SARS疫情波及世界上33个国家和地区，共报告病例8340例。

至此，SARS从公开“亮相”，并且与人类遭遇的第一个回合战斗，暂时画上了句号。

事实证明，无论经历任何艰难险阻，我们最终能够打赢这一仗。

这一次的SARS，让我们再次感受到了传染病对人类生命和健康的重大威胁。但是，对于像SARS一类的传染病，现代科学有足够的能力去对付它。

传染病的传播有3个环节——传染源、传播途径及易感人群。只要切断这3个环节的任何一个环节，基本上就能有效地控制传染病的蔓延。在与SARS的斗争中，我们基本依靠严格的隔离措施，切断传染源与健康人之间的联系。事实证明，这是对付传染病很有效的防治手段。

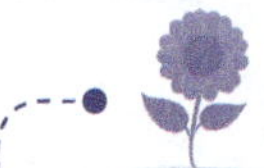

二、乌尔巴尼，注定要写进医学史的名字

传染性非典型肺炎（简称“非典”）作为特殊时期的特殊名词，在我国这

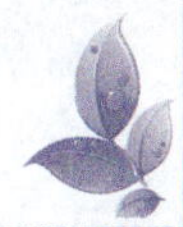

次抗击疫病的斗争中一直沿用。但是，无论是临床医师、政府官员，还是新闻媒体，都逐渐将这种传染病称作SARS(萨斯)。

非典型肺炎(atypical pneumonia)一词，最早是世界卫生组织于2003年3月12日在一次新闻发布会上提出的。

当时的情况是：在中国广东、香港以及越南河内等地，发现了不明原因肺炎的重大疫情。在这次新闻发布会上，世界卫生组织向全球发出警告，使用的是“非典型肺炎”这个无特色的医学名词。在会上，还使用了“严重的呼吸疾病”、“严重的肺炎”，以及“病原未知的严重的急性呼吸综合征”等名词。这就说明，当时世界卫生组织对这种新发现的疾病如何命名还没有把握。

但是在3天后，世界卫生组织就将“非典”改为“严重急性呼吸综合征”(severe acute respiratory syndrome)，简称SARS。

SARS这个医学名词是怎样产生的呢?

2003年2月21日，一位来自广东的医学教授，在香港京华国际酒店参加朋友的婚礼，当时他感到全身不舒适并有咳嗽。3月4日他因患“非典”死于香港广华医院。

在京华国际酒店等待乘电梯时，他与7个人有接触，其中有美国人、加拿大人、新加坡人和香港当地居民。

2月26日，与这位医学教授同乘电梯的一名美国商人，飞到了越南河内，因为患SARS而住院治疗。在住院期间，他传染了20位医务人员。这件特殊的传染病传播被称为“电梯事件”。

“电梯事件”中的其他人，也将SARS带到了加拿大的多伦多和香港的威尔斯亲王医院。

世界卫生组织的一位雇员，“无国界医师组织”主要成员之一，来自意大利的传染病学家卡罗·乌尔巴尼博士(Carlo Urbani)来到这位美国商人接受治疗的河内French医院，他敏感地发现，这是一种新的非同小可的传染病。

于是，2月28日他向世界卫生组织驻菲律宾首都马尼拉的西太区委员会报告：一种新的传染性肺炎正在出现。他将这种新发现的肺炎称为“严重急性呼吸综合征”（简称SARS）。

根据乌尔巴尼的汇报，并且综合世界各地的疫情报告，世界卫生组织于3月7日向全球110位传染病专家发出寻找病因和治疗方法的请求。

世界卫生组织高度评价乌尔巴尼的工作。正是由于他的及早发现，才使全球对SARS加以监测，其功不可没。

在对SARS暴发的致病因素有更多了解之前，世界卫生组织建议SARS患者应该进行隔离，采用隔离技术进行护理，并根据临床指征进行治疗。同时，世界卫生组织建议：任何可疑病例都应该报告给该国家的卫生机构。世界卫生组织与各国机构紧密联系，并提供流行病学、实验室以及临床支持。

悲惨的是在3月11日，乌尔巴尼在河内处理那位来自美国的SARS病人时，不幸被SARS击倒，于3月29日在泰国的曼谷辞世，终年46岁。

为了纪念这位为人类作出巨大贡献的医学家，许多专家建议，将SARS病毒命名为“乌尔巴尼病毒”。

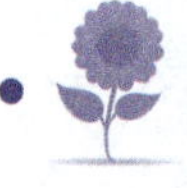

三、新发现传染病的“罪魁祸首”，人类难逃其咎

这次SARS流行，使我想起了30年前的往事。

1972~1974年间，我国援助坦桑尼亚、赞比亚修建坦赞铁路。为保护筑路工程技术人员的健康，防治热带传染病，当时我被派到坦赞铁路姆贝亚医院工作。

在整个工程建设中，对工人健康威胁最大的是热带传染病，其中恶性疟疾最为严重。

1973年底，工程进展到马可巴克与蒙古拉之间一片原始森林地区时，

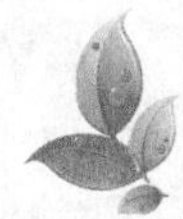

由于恶性疟疾的危害，严重影响了工程进展。

在该地的一片沼泽地处，由于蚊子特别多，当地老百姓都说有“瘴气”，人不能去。但这一路段是整个工程的必经之路。为了抢工期，铁路工作组还是派工人砍伐森林，建了大片工地。可是，工地刚建好后，不少工人就纷纷生病倒下。

在这种情况下，为了保证铁路施工进度，铁路工作组派我带队，组成一个防疫工作队进驻。通过两个多月工作，终于控制了疟疾流行。

在总结预防疟疾措施的时候，我们认为，当时除了采取一般常规防治疟疾的办法外，还有一个重要的措施是，将离工人住房处较近的鸡场、养猪场搬走。当时，铁路工地为了改善工人伙食，在森林中伐木后的空地上，建了猪场和养鸡场。

在调研中我们发现，工棚周围有鸡和猪的地方，蚊子密度特别高。蚊子先叮咬鸡、猪，然后再叮咬人，这样相互间传播，对工人的健康威胁很大。

在SARS流行的那段时间里，我一直在想，一个普通显微镜看不见，只能在电子显微镜下现身，结构又极为简单的病毒，把人类这个地球上构造最复杂完善、智慧聪明绝顶的“万物之灵”搞得狼狈不堪，这到底是怎么回事呢?

SARS的流行，人类应反思的问题很多很多。仅就善待野生动物而言，就足够回答上述问题了。

在与SARS的斗争中，人们迫切希望能查到SARS病毒的源头，它是从哪里来的呢?

果子狸传播“非典”的消息，遭到另外一些专家的置疑。关于SARS与人们吃野生动物的关系，有不少猜测性的说法。但科学家的共识是：人类疾病与环境破坏的关系是明确的，跟人们的生活方式肯定有关系。

SARS疫情与生态系统被破坏有关。

专家认为：自然资源和良好的环境是人类赖以生存的物质基础。人类600万年来的进化历史，是人类与大自然平等相待、和睦相处的历史。

大自然中有生命物种千千万万，仅就微生物而言，它的多态性、存在的时间、在自然界中的作用及其覆盖面等，都远远地超过了人类。目前已经发现了能对人类有致病性的病原微生物就有500种以上，包括有病毒、衣原体、立克次体、支原体、细菌、螺旋体、真菌，以及寄生虫（原虫及蠕虫）等。

随着人类数量增长和长期的活动，特别是近一两个世纪以来，人类经济活动加快，环境污染、城市扩张、乱砍滥伐、外来物种入侵和全球气候变暖等因素，人类对大自然影响及破坏越来越大。现在可以说，地球上已没有不受人类活动影响的生态系统了。

人类文明的初期，地球陆地面积的80%是森林，而现在只有30%了。陆地上90%的天然湿地已经消失。我国的各类自然生态系统，也面临着大面积的破坏。从而使依赖自然生态系统生存的物种，以及保持生物的多样性受到严重影响。

据英国《卫报》2006年报道，现在地球上生物灭绝速度比历史平均水平快1000倍。世界自然保护联盟统计，过去500年间，地球上有844种动植物灭绝。全球现在约有1/3的两栖动物中，超过1/2的龟类、1/8的鸟类和1/4的哺乳动物是濒危物种。目前，地球人口多达65亿，而且还在增长，人类对地球生物资源的需求量已经超过其再生能力的20%。

随着科技的进步，人们逐渐从传染病流行史研究中得知，人类传染病的病原大部分都来自动物。迄今人类所认知的1145种人类传染病中，有62%的病种来源于动物。目前，全世界已证实的人畜共患传染病和寄生性动物病中较为重要的有89种，我国已证实人畜共患病有90种。最近《华盛顿邮报》刊登文章说：所有的新型传染病都具有相同的特色，即从动物传给人类。来自苏格兰的研究报告结果显示，61%的人类传染病都是由动物造成的，而75%的“新出现的疾病”也是来自于动物。

不少研究指出，动物是各种病毒、细菌和寄生虫的传播者，但并非属于“最终源头所在地”。造成动物性疾病高速增加的原因是，人类比以往更加过度“亲近自然”，并且“更广泛地接触各种动物”。

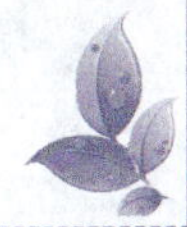

随着城市人口密度越来越大，人们开始向从未涉足的热带雨林地区进发，从而可能与一些人们根本不了解的动物接触。

同时，无限制地在人类居住点附近设立所谓的“自然野生景点”，也增加了各种昆虫的密度。此外，微生物的适应性、环境变化、农业生产全球化、食品生产和贸易、人类行为、公共卫生体系能力减弱及人群免疫力下降等，这些都是导致许多新发传染病由动物传给人的原因。

除了人们较为熟悉的几种老传染病，如天花、鼠疫、疟疾、麻疹、肺结核、流行性出血热、钩端螺旋体病（钩体病）、鼠咬热、口蹄疫、狂犬病、鹦鹉热、野兔病等外，近些年的一些新发传染病也基本上如此。

艾滋病病毒可能源于非洲灵长类，最近美国《科学》杂志上指出，黑猩猩通过捕食红冠白脸猴和大疣鼻猴而分别感染了两种猴免疫缺陷病毒（简称SIV），这两种病毒再在黑猩猩体内发生重组，产生新的SIV，人类猎食黑猩猩过程中感染了SIV病毒，而造成现在全球流行的HIV-I病毒（即艾滋病病毒）。

禽流感是家禽混杂乱养造成的。1997年，香港流行禽流感时，曾经发生过有人患上了禽流感。这是直接由禽传染给人造成的。虽然发病人数只有18例，发病分散，但是人们仍然担心，如果人的流感病毒与禽流感病毒一旦发生基因重组，病毒就会发生大变异，引起世界性流感大流行。所以，香港特区政府仍然采取果断措施，屠宰了120万只鸡，预防禽流感继续蔓延。

2005年以来，禽流感再次引起全世界各国政府的重视。那我们看看禽流感到底是怎么回事呢？禽流感在禽鸟等动物中已经流行100多年，自1878年第一次发现禽流感以来，在世界范围内已发生了十余次大流行。近年来，亚洲发生的高致病性H5N1禽流感疫情已开始在全球蔓延。我国自2005年以来，青海、西藏、新疆、内蒙古、安徽、湖南、辽宁、湖北、山西、宁夏、云南、江西、四川、贵州14省（区）先后发生35起高致病性禽流感疫情，共有20万只禽类发病，近19万只死亡，扑杀禽类2285万只。禽流感致人发病近20例。禽流感起源于野鸭等候鸟，其带毒的野鸭粪便中有大量病毒，可通过污染的水源，传播给鸡、鸭、火鸡、鹅等禽类。人类主要通过接触病禽（呼吸道、消化道、眼结膜和破损皮肤等）传播。该病毒对热比较敏感，65℃加热30分钟或100℃煮沸2分钟以上即可被杀灭。

2005年以来，禽流感H5NI病毒在全球扩散的程度是史无前例的。最近中国疾病预防控制中心（CDC）的专家指出，人感染禽流感病毒H5NI的散发病例还会出现（全球目前已报告近220人感染了H5NI病毒，死亡病例半数以上），发生人传人的危险性进一步加大。特别是2006年5月份，印度尼西亚的一家 8 口人感染禽流感，更让人们担心禽流感H5NI病毒很有可能突破病毒的种族屏障造成人际间大流行。

前几年，在马来西亚流行的“尼巴”病毒，就是人们为了多养猪而滥砍、滥伐森林，结果由携带“尼巴”病毒的果蝠粪便污染猪饲料，而使猪患病，然后再由病猪传染给人。

澳大利亚出现的汉卓（Hendra）病毒，同样是由于人们在这里伐木建养马场，由果蝠粪便污染马饲料，马发病后传染给人的。

1975年10月，美国康涅狄格州卫生部接到该州东南部莱姆镇两位母亲打来的电话，告之她们的孩子刚被诊断为难治的“少年类风湿关节炎”。由于该病是一种罕见病，发病率通常为1/10万，而在几个月前，她们已经听说过该地区有此种疾病。

不断报告的病例，使州卫生部官员意识到该地区发生了一种地区性反常规现象，可能是某种严重的流行性疾病正侵袭着人群。

于是，他们邀请耶鲁大学医学院的专家前来调查。从这一年的12月直至次年的4月，调查人员在有该病报告的莱姆镇、旧莱姆镇及东哈德姆镇的12000人中进行回顾性调查，发现有39名儿童患有“少年类风湿性关节炎”的症状，另有12名成人也患有此病。1977年，他们又将调查扩大到康涅狄格河两岸的12个社区，新发现75名病人，遂将该病定名为莱姆关节炎。

随后，发现病人不仅有关节症状，还会影响到心脏和神经系统，于是将这种病重新定名为莱姆病。

在美国，有35个州陆续发现了该病，后来在整个欧洲、澳大利亚、日本、非洲，以及我国东北和其他一些省的林区也发现了莱姆病。

1982年，科学家发现疏螺旋体是引起莱姆病的病原体。螺旋体也是一种微生物，在森林中的一种节肢动物硬蜱体内生存。林区的野生动物，如鸟、鹿、鼠类，以及家畜马、兔、狗、猫都是传染源。医学家将莱姆病称为自然疫源性疾病。

关于这种病的起源，科学家认为，由于当地人大批砍伐森林，使林中的狐狸和山猫大量减少，致使老鼠密度增大，从而寄生在鼠身上的蜱增多，蜱吸人血而使人患病。

1976年八、九月间，在刚果和苏丹南部交界处埃博拉河流域的一些村庄里，流行着一种怪病，得病的人起初发热，又吐又泻，然后出现内出血和耳、鼻、口腔出血。患者有半数以上死去，当时有280人死于这种怪病。于是，“埃博拉出血热”也由此得名。

科学家们认为，埃博拉病毒此次之所以迅速暴发，可能与当地居民喜生食大猩猩、猴子等灵长类动物的肉有关。在刚果西北森林地带，生猴子肉被认为是可口的美味。埃博拉病毒通常通过血液和人体分泌液传播，但食用带有病毒的生肉也能被传染。

我国虽然没有发现埃博拉出血热，但是，我国至少已经发现3种出血热病毒，即肾出血热病毒、新疆出血热病毒和登革热病毒，所以应提高警惕，更要防止从埃博拉出血热流行国家进口灵长类动物和其他物品，以免将这种疾病带入我国。

2005年安哥拉发生的马尔堡出血热已造成150人死亡。马尔堡病毒与埃博拉病毒同属于丝状病毒科，但它的发现早于埃博拉病毒。1967年秋，德国马尔堡等几所医学实验室的工作人员，同时暴发了一种严重的出血热，31人发病、其中7人死亡，后来证实，这些患者都接触过一批从乌干达运来的非洲绿猴，并从患者血液和组织细胞中，分离出一种以前没见过的病毒，将此病命名为马尔堡病毒。此后，该病曾在肯尼亚、津巴布韦、南非、刚

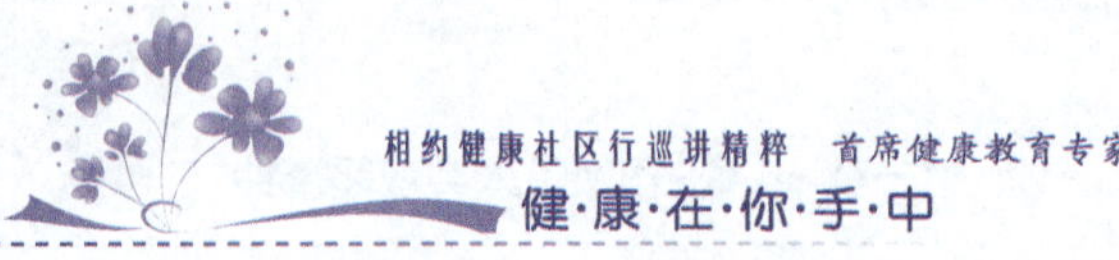

果民主共和国流行。近年来较大的一次流行发生在1998~2000年的刚果民主共和国，造成149人感染，123人死亡的悲剧。

2003年6月，当我国的SARS疫情刚刚缓解，有人正在疑惑“果子狸可否传播非典”的时候，在美国又传来了由猴痘病毒引起的“猴痘”暴发流行的消息。

截止2003年6月17日，美国的威斯康星州、伊利诺伊州、印第安纳州、堪萨斯州、密苏里州和俄亥俄州6个州共报告猴痘疑似病人81例。

猴痘又叫猴天花，是一种人畜共患病，可以通过病人、疫畜的体液传染。但传染性和致病能力比天花弱。

据美国卫生部门的追踪调查证实，患猴痘的患者几乎都把草原土拨鼠作为宠物饲养，而这批宠物是被美国伊利诺伊州的一个宠物批发商养的一只冈比亚犬鼠，最先将猴痘传染给土拨鼠的。草原土拨鼠是美国西部平原上常见的草原啮齿类动物。

猴痘最早是从猴子身上发现的。能够患猴痘的其他动物还有松鼠、土拨鼠、兔子等啮齿类动物。病人的潜伏期大约3周，随后出现发热、头痛、肌肉痛，后来浑身出皮疹、淋巴结肿大、溃疡久治不愈，死亡率在1%~10%之间。

猴痘病毒与天花病毒、牛痘病毒等，同属于痘病毒家族。灵长类动物、兔子和鼠等容易感染猴痘病毒。此前，在西非和中非的一些热带雨林国家曾有报道猴痘病例。

导致猴痘和天花的病毒，不仅基因结构非常相似，而且在生物学特性和致病性上也有许多相似之处。过去，人们认为动物不会把猴痘传染给人。几年前，在刚果发现了几十人患猴痘，人们才知道，这种疾病也会传播给人类。有人研究认为，接种过牛痘的人不会患猴痘。如果真的是那样，恐怕将来人们为了预防猴痘，还要恢复牛痘疫苗的接种。

2003年突发的SARS流行，当时人们对它的认识有限，但根据既往传染病的规律，特别是新发传染病的规律，我在当年写这本书时就大胆地提出SARS病毒十有八九是来源于野生动物，果子狸是最应怀疑的。2003年

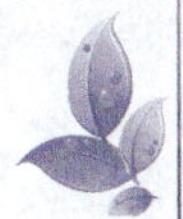

5月23日，从深圳传来消息，有些专家发现，动物的冠状病毒是人类SARS病毒的前体。他们从野生的果子狸、猴子、蝙蝠和蛇的身体里，发现了与人类SARS病毒有关的冠状病毒，提示野生动物体内存在着"SARS样病毒"，可能也感染密切接触者。现在有更多的研究资料证实，2003年流行的SARS的冠状病毒与当时果子狸携带的冠状病毒基因同源性可达99.8%，再次证实了果子狸等野生动物是2003年SARS暴发的病毒来源。

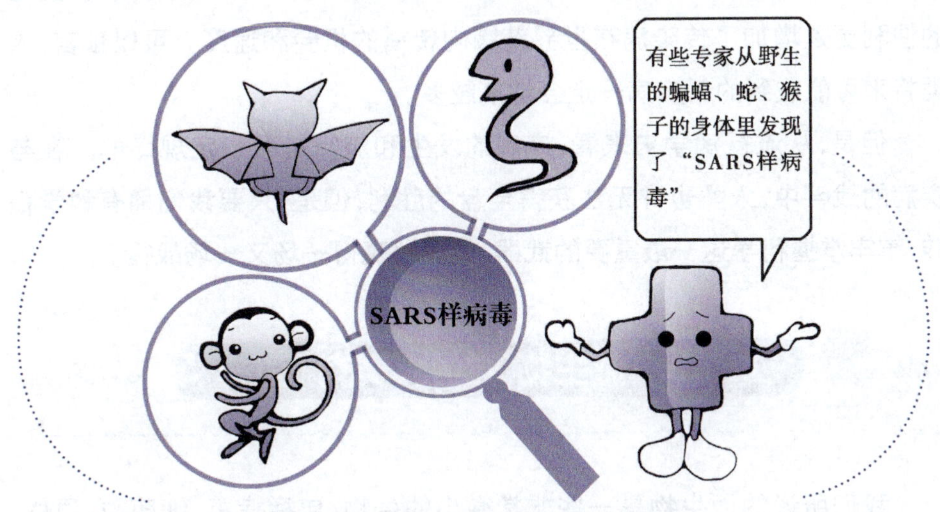

图1 野生动物是多种细菌和病毒的宿主

野生动物是多种细菌和病毒最好的宿主，它们在野生动物身上寄生的时间之长，远远超过人类的进化史。加之从远古微生物化石表明，微生物早在30多亿年前就已经出现在地球上了。

SARS流行教育了我们，人类只是大自然中的一员，要平等地对待并处理好与其他成员的关系，维护大自然神圣不可侵犯的完整性，善待动物，善待大自然的万物。

不久前新浪网在评论虐食动物时说："一个人、一个民族如果对动物肆意践踏、任意屠杀，那么对于人的生命也就敢于轻视"。如果人类仍不听忠告，我行我素，继续肆无忌惮地掠杀、倒卖野生动物，仍旧毫无禁忌地饕餮野味，我想，像SARS这样的噩梦还没有远去，有朝一日它还会卷土重来。

在人类当前的生存条件不断变化的情况下，新的致命的传染病时不时地会出现。近20年来，几乎每隔一两年就出现一种新的传染病，例如艾滋病、埃博拉病、军团菌病、西尼罗病毒，以及最近出现的SARS、人－禽流感等，这些都能给人类的健康带来巨大的威胁，或造成重大社会问题。

在现代都市中，人群密集的环境非常利于疾病流行和传播。现代交通的便利更是增加了传染病在世界范围内传播的机会和速度。可以预言，人类将来可能碰到的新疾病一定会越来越多。

但是，从流行病学史来看，疾病的发生和流行是有一定规律的。在与疾病的战斗中，人类也许无法获得全盘的胜利，但是，只要我们拥有科学精神，牢牢掌握科学这一最重要的武器，就能够赢得一场又一场战役。

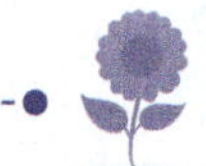

四、小小微生物，对付人类有“奇招”

我们所说的微生物是一些非常微小的生物，包括病毒、细菌、衣原体、支原体、立克次体、螺旋体、真菌等，每一类都是一个庞大的家族。有的微生物能在显微镜下发现，有的则只能在电镜下观察到，如病毒。

微生物常用来对付人类的招数：
“变”、“新”、“耐”、“抗”及“停停打打”

微生物能快速增殖、不断变异，并容易适应新的环境和宿主，产生抗药性，这使得全球面临着由庞大的微生物世界所带来的威胁。

许多因素，其中包括人的活动，能加快和增强微生物的这些自然现象。由于微生物无时无地不在，人们如不了解有关情况，不注意随时保护自己，那么任何人想逃脱致病微生物的侵害都是不可能的。

致病的微生物为了适应其生存环境，通常采取的是“变”、“新”、“耐”、“抗”及“停停打打”等招法。

“变”是微生物最常使用的手法，能变的病原微生物很多，其中以病毒为多，如流感病毒、艾滋病毒、冠状病毒等。不少细菌也能变异，其中对人类威胁很大的如霍乱弧菌。

病原微生物为了保持种群，抵抗和克服对他们生存不利的条件和环境，以变化求生存、求发展，其中病毒类疾病“变”的花样多。

由于流感病毒对人类健康影响大，故以流行性感冒为例，就可以看出流感病毒的“变”化，增加了人类控制流感疾病的难度，同时又加重了该病对人健康的危害。

流行性感冒是由流感病毒感染人后引起的一种急性呼吸道传染病，在我国《传染病防治法》中流行性感冒属丙类传染病，也属《国际卫生条例》和我国《国境卫生检疫条例》中规定的几种检测传染病之一。

由于流感病毒有两类抗原，一类是内部抗原，决定流感的型别，因此流感可分为甲、乙、丙三型；另一类是外部抗原，有血凝素（H）和神经氨酸酶（N）两种表面抗原，两者都是糖蛋白，易发生变异，特别是N表面抗原变异就更大。根据这两种表面抗原的变异，同型病毒又可分为若干抗原性不同的亚型，所以变异的可能性就更大。

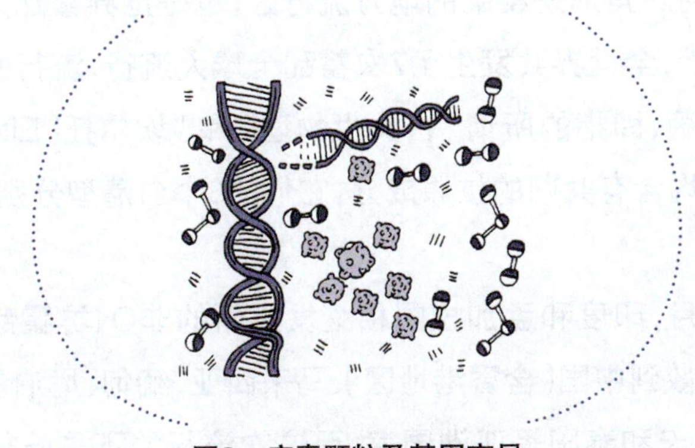

图2　病毒颗粒及基因变异

根据全球流感病毒变异情况看，如果“H”和“N”两种表面抗原都“变”，则表示抗原变异强烈，容易造成流行性感冒严重大流行；如果“N”不变，“H”变则造成流感病毒的较大流行；如果“H”和“N”均未变异，则流行性感冒多不流行。

自1933年流感病毒被发现后，已观察到甲型流感病毒每隔3~4年有不同程度小变异，5~6年有明显变异，10~15年有剧烈变异。正是由于流感病毒的不断变异，每一次变异后，几乎所有的人都成为易感人群，造成我国或全球的多次流行性感冒大流行。同样，也正是病毒的这种不能预知变异情况，造成每年的流感疫苗生产带有一定程度的盲目性，以及接种后的效果不能事先较为把握评估的原因。

我再举个霍乱的例子，来说明这个问题。

霍乱是由O1群和O139群霍乱弧菌引起的烈性肠道传染病。在我国《传染病防治法》中，列为甲类传染病，也是《国际卫生条例》及《中华人民共和国国境卫生检疫法》规定的检疫传染病。

霍乱弧菌是比较容易发生变异的细菌。在体内外各种因素的影响下，常可发生形态、毒力、抗原和生化等方面的变异。这些变异的后果，一方面使霍乱弧菌的致病性、诊断、治疗效果，以及流行病学等方面的研究受到影响；另外，也是造成霍乱大流行的重要原因。这里，我要特别谈谈霍乱弧菌抗原变异的流行情况，以引起大家对控制霍乱流行工作的重视。

印度的恒河三角洲是霍乱的地方流行区，也是世界霍乱大流行的起源地。到目前为止，全世界共发生了7次霍乱全球大流行，流行的生物型主要为O1群霍乱弧菌，即指的所谓“古典生物型”和“埃尔托(Eltor)生物型”。O1群霍乱弧菌均含有共同的抗原成分，它们的3个血清型分别为小川型、稻叶型和彦岛型。

1992年10月，印度和孟加拉国相继发生新的非O1群霍乱的暴发和流行，随后很快播散到中国(含香港地区)、马来西亚、缅甸、尼泊尔、巴基斯坦、新加坡、斯里兰卡和泰国等亚洲国家，而这次流行的不是既往多次大流行

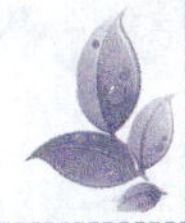

的O1群霍乱弧菌，而是霍乱弧菌的另一群，后被命名为O139群霍乱弧菌。

1993年5月，在我国新疆南部的霍乱老疫区柯坪县，发生了O139群霍乱的暴发流行。在此之前，由于该地区主要为古典生物型或埃尔托生物型流行，人们对O139群霍乱缺少认识，人群中又普遍缺乏免疫力，临床症状上呈大同小异，但腹泻程度不如过去流行的O1群严重，因此在当初有少数病人被误诊，甚至还造成了少数病人死亡。这次流行，正值我刚调任卫生部副部长，又负责分管，所以时间已过去13年了，我的印象还很深。

最近几年，特别是2000年后，我国霍乱流行的生物型已发生了明显变化，由长时期的主流行O1群而变为O139群占优势。因此，我们必须对霍乱弧菌的“变”，保持高度的警惕，要严密加强监测，开展宣传教育、人员培训，了解该群对药物耐药的情况，早做准备，避免或减少该群霍乱弧菌对人群健康的危害，控制霍乱大流行。

“新”是微生物常用来对付人类的又一招。

随着全球化进程加快，人类活动范围扩大，以及人类活动对环境的破坏等原因，近30多年来新出现的传染病就有36种之多，如艾滋病、O139、禽流感、埃博拉出血热、肠出血大肠杆菌O157：H7、军团病、莱姆病、疯牛病等。

“耐”就是病原微生物出现耐药性，原先使用的一些有效办法，现在用起来不管用或者不够管用。其中，比较突出的是一些常见的细菌、原虫对抗生素耐药，如结核杆菌、疟原虫等。

近期热炒的“超级病菌”就是一个以“耐”为典型的例子。所谓超级病菌，实际上是一种耐药基因的病原微生物。主指NDM-1，是细菌携带NDM-1质粒，而对抗生素普遍耐药，主要发生在医院感染中，特别是在重症监护病房，由于病人病情重，使用抗生素多、疗程长，加之病人抵抗力低下，医护消毒、隔离措施和观念不强等引起。前些年耐甲氧西林金黄色葡萄球菌（MRSA）也属细菌的“耐”。

这里，我要特别谈谈结核病的耐药问题。

结核病耐药，通常是由于违背了抗结核药物应遵循的“早期、联合、适量、规律、全程”的化疗原则，治疗中断、剂量不足、配伍不当及不规则用药等原因造成。

结核病耐药分为“初始耐药”和“继发耐药”两种。初始耐药（也称为“原发耐药”或“初治耐药”）是指从未接受过抗结核药物的结核病人，结核菌株对1种或多种抗结核药物耐药。

我国在20世纪80年代中期及90年代初期两次结核流行病学调查中，初始耐药率分别为47.8%与28.1%，高于一般国外水平（发展中国家多在15%以下，发达国家多在10%以下），其中以耐异烟肼比例最高。

继发耐药又称获得性耐药，是指出现于初始治疗时对抗结核菌药物敏感，而在治疗过程中产生了耐药。

继发性耐药在我国各地报告不一，范围在33%~94%之间，耐药的比例一般也高于国外（发展中国家高于30%，发达国家通常在30%以下）。

“抗”，就是病原微生物抵抗力强，用一般对付其他病原微生物的方法，它不怕。

有的细菌有芽胞结构，在细菌外包了一个很坚硬的“保护壳”，它可以使细菌很长时间处于静止状态。有人认为，有些有芽孢的细菌在自然界能存活7000余年，简直是细菌中的“老寿星”，如破伤风杆菌、炭疽杆菌等。

还有能引起牛的疯牛病、感染人后能引起人变异性克-雅氏病的朊病毒，它对常用的消毒剂、高温、紫外线、离子辐射、超声波都具有很强的抵抗力。

“打打停停”这一招，实际上是微生物利用了人类对疾病认识上的弱点或者错误，战术上采用“敌进我退”、“敌退我进”打法。

不少传染病曾称雄一时，后来在人们对它们有了一定认识后，采取了相应措施和办法，使疾病得到一定程度控制。但随着疾病被控制甚至被消灭，人们放松了警惕性，结果又造成传染病卷土重来。使用这一招的病菌很多，其中应特别引起我们重视的是鼠疫、登革热、霍乱、炭疽、黑热病、性病、

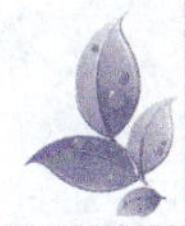

结核病、血吸虫病等。

正是由于这些原因，我们对抗SARS的战斗，只能说取得了阶段性胜利，今后要走的路可能更长，任务也可能会更艰巨。

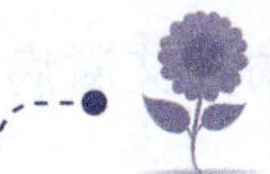

五、艾滋病防治，必须推倒沉默之墙

2001年8月4日，时任卫生部副部长的我，率领由卫生部官员和北京专家组成的中央工作组，来到了以艾滋病闻名世界的豫南偏僻村落——上蔡县文楼村。在村里，我与感染的村民座谈，给艾滋病患者查体，并且一起吃午饭。

回京之后，在国务院新闻办公室召开的中外记者招待会上，有一个国外记者指责中国政府不重视艾滋病的预防工作时，我反问对方："您见过哪一个国家的卫生部副部长亲自到发病率最高的地区为病人做检查，与病人一起吃饭？"

当一位记者批评说中国的健康教育太差时，我说："你说的是对的。我国是一个有13亿人口的发展中国家，各地的经济、社会发展水平差异较大，还有不少人是文盲。这些年来，党和政府虽花了很大气力抓艾滋病防治工作，但这种力度还是不够的。欢迎大家提供在艾滋病方面的经验供我们借鉴，我们将表示感谢。"

当抗击SARS的斗争经过举国上下几个月的努力，迅速取得阶段性胜利的时候，我把关注的焦点投射到同样是传染病，而且疫情更加严峻的艾滋病。

2002年底，中国艾滋病毒感染者人数已达到65万。

中国已经进入艾滋病快速增长期，如果不加强防控措施，后果将不堪设想。

艾滋病正在威胁着我们每一个人和每一个家庭。

作为一个万分紧迫的公共卫生问题和社会问题，艾滋病所引起的影响，已渗透到了社会各个阶层，伴随而来的，是对科学、经济、道德、伦理和文明的考验，是对人的生命和尊严的挑战。

艾滋病的迅速发展态势明显，表明需要全社会共同努力来控制艾滋病在我国的流行。面对严峻的考验与挑战，我们必须努力构筑起防控艾滋病的钢铁长城。

提起艾滋病，很多人避而不谈，更不愿意宣传，认为是一件很不光彩的病。那么，防治艾滋病最难的是什么？答案是："沉默是防治艾滋病最大的敌人，公众的熟视无睹给预防工作带来了很大的困难"，观念不转变，很多政策措施无法落实，这方面国内外都有沉痛的教训。

记得中科院院士、著名病毒学家曾毅教授讲过这样一件事，20世纪90年代初期，他到某边疆省调查该地的艾滋病流行情况，当地的一位县长在迎接曾毅一行时，一边与曾院士握手，一边礼节性地问客人此行的目的，曾毅说是来调查艾滋病的。这位县长一听，脸一下子就变了，甩开曾毅的手说："啊？艾滋病？快离我远一点！"

别说艾滋病患者了，就连调查艾滋病的院士受到的都是这样的"礼遇"。可谓无知导致恐惧，恐惧导致歧视。

艾滋病最先出现在西方。那时，被宣传为西方不健康、不道德的生活方式（性乱、吸毒等）造成的，说艾滋病是"超级癌症"，"世纪绝症"，甚至说，艾滋病是"上帝对不道德行为的惩罚"。当艾滋病出现在中国时，已经被打上了"道德病"的烙印，被认为是"坏人"才得的病，是自作自受。

艾滋病（英文简称AIDS，中文译音为艾滋病）的最大危害是破坏人体的免疫系统，使人体仿佛成为一座不设防的城市，任凭病毒、病菌等病原微生物侵袭，导致各种疾病的发生，致人死亡。

从艾滋病的传播途径来看，主要是血液传播、性传播和母婴垂直传播，日常生活和一般接触是不传染的。

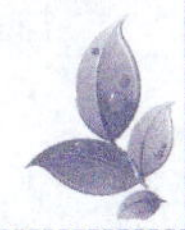

从传播途径上，我们看不出其有什么不道德的。虽然吸毒者、同性恋、性乱者都是艾滋病的易感人群，但母腹中的婴儿被感染了，或夫妻一方被另一方感染，以及误输入带有艾滋病病毒血液而感染的，他们不道德在哪里呢？

即使吸毒、性乱人群感染了艾滋病，他们也是疾病的受害者，而不应首先论其道德与否。

艾滋病是一种病死率极高的严重传染病。目前还没有能治愈的特效药物和疫苗，但可以预防。目前，国际上通行的几种抗病毒药物联合在一起使用的"鸡尾酒疗法"可以把艾滋病病毒有效地抑制住，使其不发病，或延缓其发病，并可明显减少传染性，但不能治愈病人，而且这类药物价格贵，不良反应大，且要持续用药，不能停，一旦停药，病毒就可在体内加快复制。所以，最好的办法是预防。

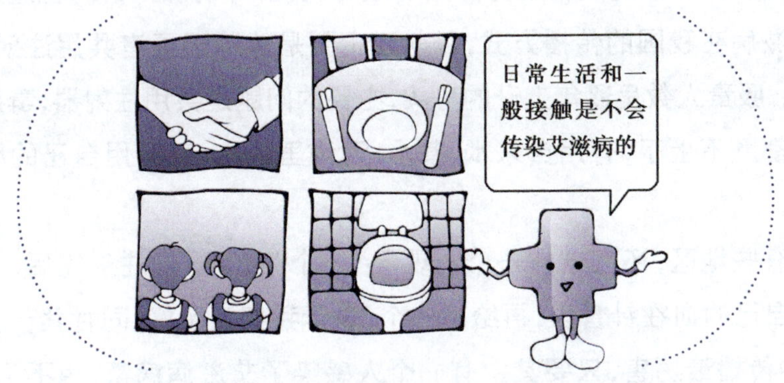

图3 艾滋病一般接触和日常生活接触不会传染

艾滋病的传播途径主要为血液传播、性传播和母婴垂直传播，日常生活和一般接触是不传染的。

目前预防艾滋病的措施都是有效的，关键是要落实。这里，我还要特别强调一下，对艾滋病感染者和艾滋病病人，我们不能歧视，多一分关爱，就增加一分病人战胜疾病的信心，就为减少艾滋病病毒的传播尽了一份力量。

反之，社会的歧视就会促使部分感染者或病人产生逆反心理，甚至滋生报复社会的想法，这对传染病控制是很不利的。

诗人邓约翰讲过这样一段话："没有一个人是岛，自给自足；每个人都是大陆的一部分，整体的一片段。如果一块土被海浪冲走，则欧洲的损失，正如冲走了一角海岬，冲走了你朋友的田庄或是你自己的田庄。不论谁死了，我都受损，因为我和人类息息相关。所以不要派人去问，丧钟为谁而鸣。丧钟为你而鸣。"

中国艾滋病病毒携带者的总人数已达到65万，且近些年来，每年以30%的速度增长，疫情涉及全国31个省、自治区、直辖市。据估计，如果不采取更为有效的措施，到2010年，中国艾滋病感染者将超过1000万。

曾毅院士曾经作过测算，当艾滋病感染者人数达到60~100万的时候，随之而来的经济损失每年可以达到人民币4600~7700亿元。

艾滋病在我国的流行趋势开始从吸毒、卖淫等易感人群向普通人群蔓延。艾滋病在我国的传播方式，目前还主要是静脉吸毒者共用注射器，占69.8%。吸毒人数呈逐年上升的势头，主要的问题是共用注射器，毒瘾上来就什么都顾不上了，有用自来水、茶水、河沟里的水，甚至用自己的小便稀释毒品。

在有些地区，还有这样一个怪现象：一个"瘾君子"注射完后，一定要抽一点自己的血在针管里，再给下一个，表示我们关系好，同甘共苦。殊不知，这种传播最厉害，只要其中有一个人感染了艾滋病病毒，用不了几次，共用注射器的人群中有相当大一部分人会被感染。

艾滋病在世界上的传播规律大多是这样的：不管刚开始是通过什么途径，最后大面积的传播都是以性传播为主。

我国经性传播艾滋病，开始大部分为同性恋者。由于中国传统上反对同性恋，歧视同性恋，不管男女，到了岁数不结婚就有很大的社会压力，一些同性恋者，他们往往都是表面上结婚，可结婚后，还要搞同性恋。男性同性恋者感染艾滋病的机会比女性同性恋者大，这是因为男性同性恋，肛交、

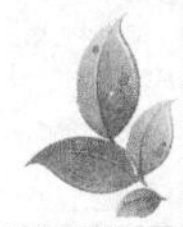

口交、滥交。由于他们大多没有固定的伙伴，性伴有几十个甚至几百个。加之，这类人群又缺乏性安全方面的知识，所以，中国的同性恋在传播性疾病方面，较外国的同性恋传播更具有危害性。

我国性病病人每年以30%～40%的速度增长，性病与艾滋病的关系是：如果患上性病，感染艾滋病的几率就大大提高，尤其是女性。这是由于女性生理上的一些原因，特别是如果生殖道有炎症，艾滋病病毒就更容易进入人体，所以感染的几率就会大大增加。因此，普通人群更应该系统了解艾滋病的预防知识，关爱自己，关爱他人，关爱社会。

曾毅院士曾反复强调，防控艾滋病最好的“疫苗”是宣传。加强健康教育，普及传播和预防知识最重要。

据调查显示，目前对艾滋病的知晓率全国不到10%。这几年虽加大了宣传力度，但由于认识上的偏差，人们接受艾滋病知识的宣传教育还是很不够的。

党中央、国务院十分重视性病艾滋病的防治工作，胡锦涛总书记、温家宝总理多次看望艾滋病患者。2004年国务院成立了防治艾滋病工作委员会、并提出了“四免一关怀”政策，并下发了一系列防治规划、行动计划等。国务院办公厅于2001年5月25日下发了《中国遏制与防治艾滋病行动计划》，对艾滋病防治工作做了具体部署。

到2005年底，我国将艾滋病病毒感染者和性病发病人数的增长幅度控制在10%以内；将艾滋病病毒经临床输血传播的平均水平降低到1/10万以下，其中在艾滋病高发地区，控制在1/万～1/5万以下。全民预防艾滋病知识和无偿献血知识知晓率在城市达75%以上，在农村达45%以上；在高危行为人群中达80%以上；在戒毒所、监狱、劳教所被监管人员中，达95%以上；高危行为人群中安全套使用率达50%以上；全国90%的县(市)级以上综合医院、传染病专科医院、中医医院等医疗机构，以及50%的艾滋病高发地区中心卫生院，能够为艾滋病病毒感染者和艾滋病患者提供规范化的诊断、治疗、咨询与预防保健服务；75%的乡镇卫生院、50%的婚前医学检查机构，能够为艾滋病病毒感染者和艾滋病患者提供咨询与预防保健服务；从事艾滋病预防保健、临床医护、检测检验、采供血等专业人员要达到100%上岗培训；结合全国卫生信息网络建设，完善全国县(市)级艾滋病性病信息网络系统。

《行动计划》明确指出，建立以社区为基础的艾滋病预防、治疗和护理体系，营造有利于艾滋病病毒感染者及艾滋病患者生存的宽松环境，实施医疗照顾与关怀，加强管理，减少流动。使艾滋病病毒感染者及艾滋病患者，可以同等享受基本医疗保险待遇等。

政府责无旁贷，整个社会当鼎力相助。多一个人了解艾滋病，就少一次感染的机会。多一分对患者的宽容，就少一种无知带来的恐慌。正如联合国艾滋病防治规划署执行主任彼得•皮奥特所言："我们的敌人是病毒，而不是感染病毒的人。我们和他们一起斗争，为他们而战。"

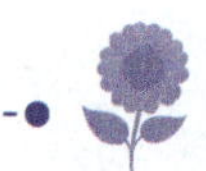

六、第一次卫生革命任务真的完成了吗

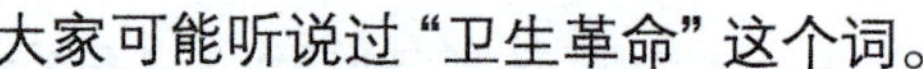

大家可能听说过"卫生革命"这个词。

什么是第一次卫生革命呢?

第一次卫生革命的主要任务是预防、控制急性、慢性传染病、寄生虫病和地方病对人类健康的危害。

第一次卫生革命任务最重的时期，通常指20世纪的前叶。由于这次卫生革命针对的主要疾病是由细菌、病毒等生物性因素造成的，主要依靠预防接种、抗生素治疗和灭虫杀菌等措施，就能使这些疾病的发病率和死亡率都有明显下降。

什么是第二次卫生革命呢?

第二次卫生革命的主要对象和任务，是预防控制由慢性疾病、中毒、意

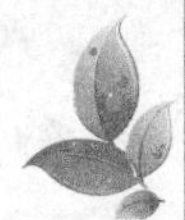

外创伤和精神障碍对人类健康的危害。

这次卫生革命是从20世纪中叶后开始的。由于这些疾病的发生、发展，主要由不健康生活方式、行为心理、环境和社会因素造成的，因此人们开始了对上述这些因素的研究。

第一次卫生革命针对的一些疾病，由于由生物性因素引起，绝大多数可采取预防控制传染源、传播途径和易感人群的办法解决。随着世界各国经济、社会快速发展，加之疫苗、抗生素、消杀灭药物的增多，经过多方努力，在一段时期内，这类疾病的确得到了较好的控制，尤其在城市，这项工作做得更好一些。

而在此时，国际上研究慢性疾病（如心脑血管疾病、肿瘤、糖尿病等）的成果不断涌现，加之中毒、创伤和精神障碍性疾病在这段时期增加较快，使人类的“疾病谱”发生了显著变化。这些原因客观上给人们一种误导，认为我国第一次卫生革命的任务基本完成，人民健康威胁主要来自第二次卫生革命的一些疾病。

SARS疫情再一次有力地证明：传染病对人类的威胁远没有成为历史，人类与传染病的斗争将永不会停止，更不能认为我国的第一次卫生革命的任务已经完成。

这种认识上的偏差，在我国城市表现尤为突出。然而实际情况并非如此。

首先，从近些年来一些重大传染病的暴发，不少是从城市开始，特别是大城市。就我国而言，1988年上海暴发甲型肝炎流行。还有2003年广州、香港、北京等地SARS的暴发流行，都说明了认为“传染病主要在农村”的想法是不正确的。

其次，从全球来看，近20多年来仅新发生的传染病就有30多种，平均每年都有一种新发生的传染病。全球新发生的传染病，大部分在我国也已经存在，即使目前没有发现的疾病，也有潜在发生的危险因素，如不严加防范，发生这些疾病也只是个时间迟早的问题。

为了进一步说明这个问题，下面我举几个例子说明。

首先从全球来看，说说埃博拉出血热，它是一种由埃博拉病毒引起、病死率很高（可达70%以上）、对人类危险性极大的一种烈性传染病。

在显微镜下，埃博拉病毒的形状宛如中国古代的“如意”。埃博拉病毒最早于1967年在德国马尔堡被发现，但当时并没有引起人们的注意。

1995年四、五月间，在扎伊尔（现刚果人民共和国）西南部的基奎特地区，再次出现埃博拉病的流行，造成100多人死亡，这才引起全球医学界的广泛关注。2001年10月至2002年2月，刚果与加蓬交界地区，曾有73人因感染埃博拉病毒而死亡。据世界卫生组织统计，全世界感染这种疾病的有1500多人。

2003年3月11日，刚果共和国卫生和人口部长阿兰•莫卡宣布，埃博拉病近日又在刚果暴发。在该国西北边远森林地区造成100人死亡，同时还以极快的速度，使当地一个自然保护区内2/3大猩猩死亡。

目前埃博拉出血热这个病，主要在非洲一些国家，如苏丹、刚果、肯尼亚、加蓬、乌干达等国家流行，我国尚未发现，但不能保证今后不会出现，这是因为现在发达的交通，使地球变小了，人口频繁流动、货物流通大，给传染病的传播提供了有利条件。前面介绍SARS在全球的传播过程中，发生在香港一家酒店的“电梯事件”，一名患者感染了同乘一部电梯的7个人，几天后就将SARS散播到越南、加拿大和我国的香港特别行政区。

对付埃博拉出血热，由于目前对该病了解得很不够，治疗起来还有一定困难，而且也没有生产出有效的疫苗；还有该病广泛分布在非洲及亚洲的菲律宾，这些地方是国际恐怖主义分子经常活动的场所，如果恐怖分子将它用作生物武器，则后果更难预料。

此外，还特别要引起重视的是，我国是“出血热”大国，3种由病毒引起的肾综合征出血热（克里米亚-刚果出血热和登革出血热），在我国已经

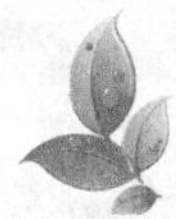

存在。

其次，我要说的是疯牛病，它是“牛海绵状脑病”的俗称，这是由一种可传播性的变异的朊蛋白(又称朊病毒)引起的。

这种朊病毒虽然也称“病毒”，但实际上不是我们平常所指的病毒，也不同于“类病毒”，它没有核酸，而是一种特殊的蛋白质，变异的朊蛋白。人感染后，称为变异性克–雅氏病，发病者都是儿童和青年，平均年龄28岁，潜伏期较长，一般为4~5年，目前无治疗办法，病死率100%。

目前受疯牛病牵连的国家已经有100多个，但发病多集中在欧洲地区。我国虽未发现，但也有潜在发生的可能性。这是由于该病流行呈蔓延趋势；欧洲大陆相连；日本、韩国和我国香港地区已发现有病牛或病人；羊瘙痒病的血液已证明有低度感染性；牛羊的副产品(制药、生物工程产品和技术、化妆品、皮毛工业品等)的广泛应用；出国人员增加；我国曾进口(转口)欧洲生产的肉、骨粉饲料等，都可能促发这种疾病。

我们再看看国内重大传染病的防治形势，更不能乐观。

20世纪第一春，即1900年的3月6日，人们在美国旧金山唐人街一家旅店的地下室里发现了一具尸体，死者是当地的一位小店主。验尸报告表明，这人死于世界上最古老而且也是最可怕的瘟疫：淋巴腺鼠疫。这种鼠疫历史上曾两度泛滥，殃及人类。眼下这次是第三次。这次鼠疫来势凶猛，其发源地是中亚一带，形成于19世纪的中期。

1894年1月在中国的广州出现了头一批患者，不到7个月的时间就有10万人病魔缠身。广州和香港均为亚洲的国际通商大港，往返于世界各地的船只把鼠疫又带到了四面八方。1896年夏天印度海港都市孟买出现了鼠疫，并向内地深入，仅1905年，就有100多万印度人失去了性命。此次鼠疫不断蔓延开来，长达数年之久。最后，在全球造成了1000万人的死亡。

列入我国《传染病防治法》中甲类传染病管理的鼠疫，自20世纪90年代以来，病人呈明显上升趋势，年均病例为前35年年均病例的数倍，其表现特点是疫源地范围不断扩大；静息的疫源地活跃起来；疫源动物的种类增

多；西部大开发地区不少为鼠疫的自然疫源地等。

霍乱也是我国规定管理的甲类传染病，是被列为3种国际检疫传染病之一。霍乱自1961年再次由国外传来我国，流行持续至今，流行强度时起时伏。近40年来，就发生了3次较大流行，且一次比一次流行规模大，发病人数多。

再就是大家较熟悉的艾滋病、性传播疾病。

艾滋病自1985年我国首次报告以来，在我国流行呈持续上升趋势。全国各省、自治区、直辖市均有感染者和病人，三种传播途径均存在。截至2005年底，我国艾滋病感染者已达到65万，其中不少感染者已相继发病，情况十分严峻。

据世界卫生组织统计，我国艾滋病感染者人数在西太平洋地区居第1位，在亚洲居第2位，在全球居第14位。专家预测，如不能采取积极、有效的干预措施，到2010年，我国艾滋病病毒感染人数将超过1000万。

性病在我国流行的情况也比较严重，2002年全国报告7种性病（除艾滋病外）75万例，每年以20%多的比例上升，发病地区仍以长江三角洲和珠江三角洲较严重。在目前的性病中，男性常见的是淋病、非淋菌性尿道炎、尖锐湿疣和梅毒；女性以非淋菌性尿道炎、尖锐湿疣、淋病和梅毒为主。

我们再来了解一下，我国结核病的情况。

不少人都认为："结核病不是早已被控制了吗？怎么现在又提出来呢？"

这是许多同志（包括一些领导同志）碰见我常问的一个问题。的确，结核病曾在我国猖獗流行，严重危害人民健康。新中国成立前，外国人称中国人为"东亚病夫"，主要指的是中国人患结核病多，又没有药物治疗。

建国后，党和政府很重视结核病的防治，进行了几次全国性结核病流行病学调查，先后采取了一系列防治措施，如对儿童普种卡介苗，加强病人管理，培养了一批结核专科医师，建立了不少结核病防治院，对病人进行科学治疗等。使得我国结核病在一段时期，得到了较好的控制。

但是，随着结核病患者逐渐减少，不少地方的领导和群众认为，结核病

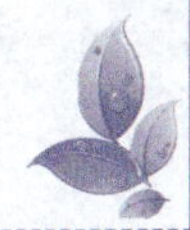

防治的问题已得到了解决，从而思想上麻痹了，措施上也放松了，专科医院拆并，专业人员改行，防治经费也减少了。最近二三十年来，经济发展了，交通方便了，人员流动频繁了，也增加了结核病的传播机会。

另外，由于艾滋病病人增多（艾滋病患者很容易合并结核病，并使之恶化）、激素的广泛使用（激素使用不当，可造成结核感染者发病、结核病患者病情加重恶化）等原因，使曾被控制得较好的结核病又变得严重起来。

结核病人增多了，耐药的结核菌也增多了。我国是世界上22个结核高负担国家之一，结核病患者数量居世界第2位（仅次于印度）。根据2000年全国结核病流行病学抽样调查结果，全国有近半数（5.5亿）的人口感染了结核杆菌，明显高出全球1/3人口感染的水平，有活动性肺结核病人500万，其中有传染性的病人150万。

我国每年新发的活动型肺结核病人130万例，其中有60万属有传染性的病人。每年约有13万人死于结核病，全国大约80%的结核病人在农村。

我国肝炎流行情况也同样不容乐观。目前，在我国流行的病毒性肝炎共有6种型别，分别为甲、乙、丙、丁、戊、庚型。其中丁型和庚型病毒性肝炎在我国发病较少，对人群健康威胁也较小。

甲型和戊型病毒性肝炎属于经粪–口途径（即消化道）传播的肠道传染病，每年发病数占我国病毒性肝炎的一半，其特点是容易暴发流行。如1988年上海发生的肝炎大流行，就是甲型肝炎。

乙型肝炎和丙型肝炎属主要经过血液传播的疾病，不易治疗，易转成慢性。我国是乙肝高发区，人群乙肝病毒表面抗原阳性率高达10%，估计有1.2亿多人是乙肝病毒携带者，占全球3.5亿乙肝病毒携带者的1/3以上。

以上所举例子，只是我国较为严重的重大传染病，再联想到2002年底出现的SARS疫情，以及2003年6月在美国出现被猴痘病毒感染的病人等，再一次有力地证明：传染病对人类的威胁远没有成为历史，人类与传染病的斗争将永不会停止，更不能认为我国的第一次卫生革命的任务已经完成。

第二章

健康概念“换代升级”

有人形象地把人生的事业、财富、爱情等比喻为0，唯有健康是1。有了健康还有事业，是10，如果还有了爱情，是100，如果再有了财富，则是1000……健康就像火车头，只有它才能带动事业有成、财富增添、爱情甜蜜，否则都是0。

社会上流传着一个顺口溜：“高干不如高薪，高薪不如高寿，高寿不如高兴。”可以说，它从某一侧面，是对健康新概念最简单、最通俗的表达。

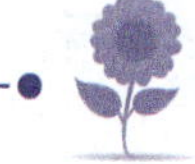

一、健康大解读，“提高健康素质”

SARS来了，人们格外关心自己的健康，唯恐自己感染上SARS。

SARS走了，人们更加关心自己的健康，洗手防疾病、吃饭讲营养、运动为健身，目的是健康长寿。

由于经济、社会不断发展、进步，人们对健康的需求发生了很大变动。

回顾人类对健康需求的历史，大致可分为5个不同层次。即由最原始，也是最低层次的保障生命（没有疾患和残疾），依次发展为维持生计、促进发展、享受生活以及和睦共处（与社会、环境、大自然等）。

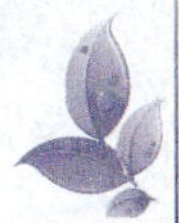

这5种不同层次的前提条件是健康。

由于健康需求层次的内涵不一，因而健康的概念也就增加了不同内容。

“健康”一词的含义，在不同时代有很大差异。最初的健康，指的主要是不得病、没有残疾。因此，早期健康的概念就是只要身体各脏器没有病残就是健康。

随着经济发展，社会、科技进步，一些疾病得到不同程度的控制甚至消失，人们健康需求向着更高层次发展，对健康要求也发生了变化。他们不满足于没有病残，而要求长寿。

随后，人们又发现，仅是寿命长还不够。如果生命质量不高，也是很痛苦的，是不能享受生活乐趣的。因而，人们又追求不仅要活得长寿，而且要活得好，生活质量要高。对健康的理解改变了，于是就追求身体上、心理上和社会适应上的完好。

这时，健康的概念就由最初的身体好，又增加了心理状态好、社会适应好，从而形成了“三维”的健康概念。

关于心理状态好，本书后面还要说明。

社会适应好，简单而言，就是能很好地适应不同时期、不同条件、不同岗位及不同角色的工作，能胜任各种社会和生活角色。通俗点说，既是一个好领导（职工），又是一个好职工（领导）；既是一个好父亲（儿子），又是一个好儿子（父亲）等。

最近，有人又将“道德健康”也纳入了健康的范畴。提出从道德观念出发，每个人不仅对个人健康负有责任，同时也对社会健康承担着义务。不能通过损害他人的利益来满足自己的需要；要按照社会认可的道德行为，来约束及支配自己的思维和行为，具有辨别真伪、善恶、荣辱的是非观念和能力，这就是目前的“四维”健康概念。

一个健康人具备的条件是：躯体健康、心理健康、社会适应良好、品德

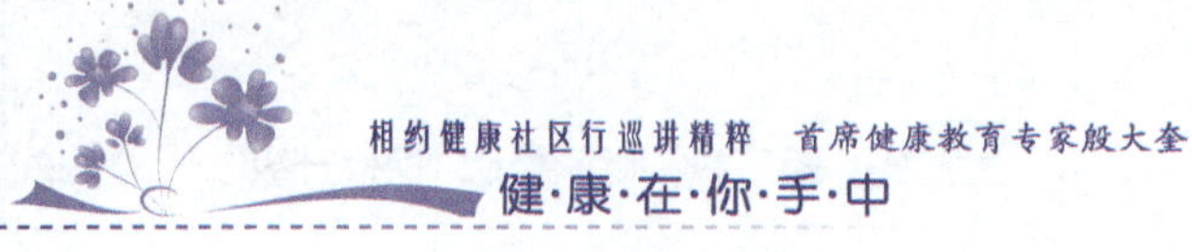

高尚。

在党的“十六大”报告中阐述“全面建设小康社会”目标时提出了“全民族的思想道德素质、科学文化素质和健康素质明显提高，形成比较完善的现代国民教育体系、科技和文化创新体系、全民健身和医疗卫生体系”的重要思想。

在党的重要文件中，提出“健康素质”，与“道德素质”、“科学文化素质”并列，将“现代国民教育体系”、“科技和文化创新体系”和“全民健身和医疗卫生体系”（即“三体系”）并列，在党的历史上是第一次。

它至少具有以下几方面的意义：

（1）提出“健康素质”是顺应了健康的新概念的内涵，包含着人们生理、心理和社会等方面内容，而不仅仅指体能或生理方面。

（2）将健康从素质的角度，提升到与崇高的思想道德、先进的科学文化相并列的高度，从单纯的生物学意义提升到与社会经济、政治、文化有机统一的高度。

（3）重视并提高“健康素质”是全面建设小康社会的需要。

人类资本的两大基石是健康和教育，而良好的健康又是能接受良好教育的基础。所以，人类资本最基础的东西是健康。

因此，良好的国民健康是社会、经济和个人发展的重要资源，也是生活质量的重要保证。

世界经济史上的一些巨大腾飞，如工业革命时期英国经济的崛起，20世纪早期美国、日本经济的增长，五六十年代南欧和东亚经济的发展，都是以公共卫生、疾病控制和改善营养等方面的重大突破为后盾。

经济学家认为，健康收益无疑是20世纪人类的最重大进步。

亚洲发展银行的研究报告指出，1965~1990年间亚洲“经济增长奇迹”，首先归功于20世纪40年代后期婴幼儿死亡率下降，以及后来总生育率和死亡率下降，劳动人口增长。

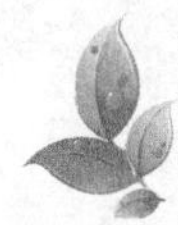

我国专家研究指出，从1950~1982年，我国人口平均期望寿命从35岁提高到69岁，由此创造的经济价值，相当于同期国民生产总值的20%左右。反之，将直接影响经济、社会的发展。如艾滋病流行，使撒哈拉以南的非洲人口期望寿命减少15岁，某些非洲国家25%的劳动力丧失。

2003年在我国部分省市流行的SARS，虽然时间只有半年左右，但对国民经济的影响是严重的。据初步统计，政府仅用于防治SARS疾病的紧急拨款（包括中央和地方）达到100亿元，并可能影响GDP 0.5~1个百分点。这就从反面说明疾病对社会的影响，这其中还没有涉及SARS产生的巨大心理影响。

党的“十七大”报告中提出“健康是人全面发展的基础”，并把人人享有基本医疗服务作为全面建设小康社会的一项重要奋斗目标。实现这个奋斗目标，最有效的策略之一是大力开展覆盖全民的健康教育与健康促进工作。

当前，健康教育与健康促进工作要高度重视人民群众的健康素养，这是进一步提高全民健康素质的必然要求，也是借鉴国外成功经验，深化健康教育与健康促进改革的需要。

健康素养是指一个人具有获取、理解和处理基本健康信息和服务，并运用这些信息和服务作出准确判断和决定，维护和促进健康的能力。现在依然是“谈癌色变”的年代，至今还没有能令癌症手到病除的良方。但是，如果吸烟者知道烟草烟雾中含有大量致癌物质，因此立志戒烟，就会大大降低肺癌等多种癌症患病的风险。

我建议大家好好学习2008年卫生部第3号公告《中国公民健康素养——基本知识与技能》，这是卫生部以公告的形式向公民提出来的，怎么提高你的健康素养，怎么维持你的健康，一共是66条，我们简称“健康66条”，后来卫生部组织专家写了一本书，书名也是《健康66条》，我们协会对66条进行了更详细的解读，建议大家好好学习这健康66条。

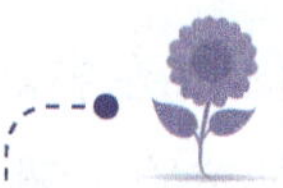

二、除去了危险因素，你可以多活10年

半个多世纪前（1946年6月19日至7月22日），在纽约召开的国际卫生会议通过的世界卫生组织组织法是人类健康史上的一部重要法律，它不仅根据联合国宪章规定，特设联合国专门机构，定名世界卫生组织，同时，还在该法总序引言中，写下一段全面阐明健康概念，维护健康重要性，政府在维持人民健康中的责任以及各国政府间合作关系等重要原则。

这个组织法虽然是半个世纪前制订的，然而对照当前各国卫生、健康问题，尤其是近期在全球暴发的SARS流行，它的字字句句仍然具有深刻的现实意义，下面不妨将此段引出，供大家学习、思考、欣赏。

……

本组织法签订国依据联合国宪章宣告下列各原则为各民族幸福、和睦与安全之基础。

健康不仅为疾病或衰弱之消除，而系体格、精神与社会之完全健康状态。

享有最高而能获致之健康标准，为人人基本权利之一。不因种族、宗教、政治信仰、经济和社会状况不同而分等级。

各民族之健康为获致和平与安全之基本，须依赖个人与国家间通力合作。任何国家促进及保护健康之成就，实为全人类之利益和财富。

各国间对于促进卫生与控制疾病，进展程度参差，实为共同之危祸，而以控制传染病程度不一为害尤甚。

儿童之健全发育，实属基要。能使其在演变不息的环境中适应生活，对儿童之健全发展实为至要。

推广医学、心理学及有关知识之利益于各民族，对于获得完满之健康，实为至要。

一般人士之卫生常识与积极合作，对人民卫生之改进，极为重要。促

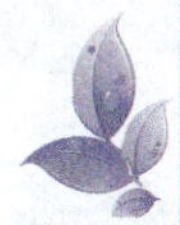

进人民卫生为政府之职责；完成此职责，唯有实行适当之卫生与社会措施。

本组织法签订国接受以上各项原则，承认本组织法，以求彼此及与其他方面之合作，共同促进及保护各民族之健康，为此依据《联合国宪章》第五十七条之规定，特设一联合国专门机构，定名世界卫生组织。

……

2002年10月，世界卫生组织发表了题为《降低危险因素，促进健康生活》的2002年世界卫生报告。

降低危险因素，采取有效预防措施，全球人口的期望寿命约能延长10年以上。

在这份报告中，显示全球大约47%的死亡率中是由前20位的危险因素所导致，而大于1/3的疾病负担，是由其中的10种危险因素所导致。

如果有针对性地对10种危险因素采取有效预防措施，全球人口的期望寿命大约能延长10年以上。

纵观未来的20年中可能存在的全球疾病负担，可以认为有可能降低25%的危险因素，从而可以避免千万人染上疾病，避免数百万人过早死亡。

举例来说，在2010年，能够避免由于不安全的性行为所导致的100余万人死于艾滋病，同时也可以避免与血压和胆固醇增高相关的心血管疾病导致100万人死亡。

反之，各国如不采取行动，预计到2020年，每年将会有900万人死于吸烟（现在大约为500万人）；另将有500万人死于超重和肥胖（现在为300万人）。

下面是《报告》中根据经济社会发展程度列出的三类国家中引起疾病负担（以残疾调整预期寿命指标）的排在前10位的危险因素。

在高死亡率的发展中国家里，各种危险因素引起疾病负担所占的百分比为：

低体重占14.9%；不安全性行为占10.2%；不洁的饮水、不健全的卫生和保健设施占5.5%；固体燃料造成的室内污染占3.6%；锌缺乏占3.2%；铁

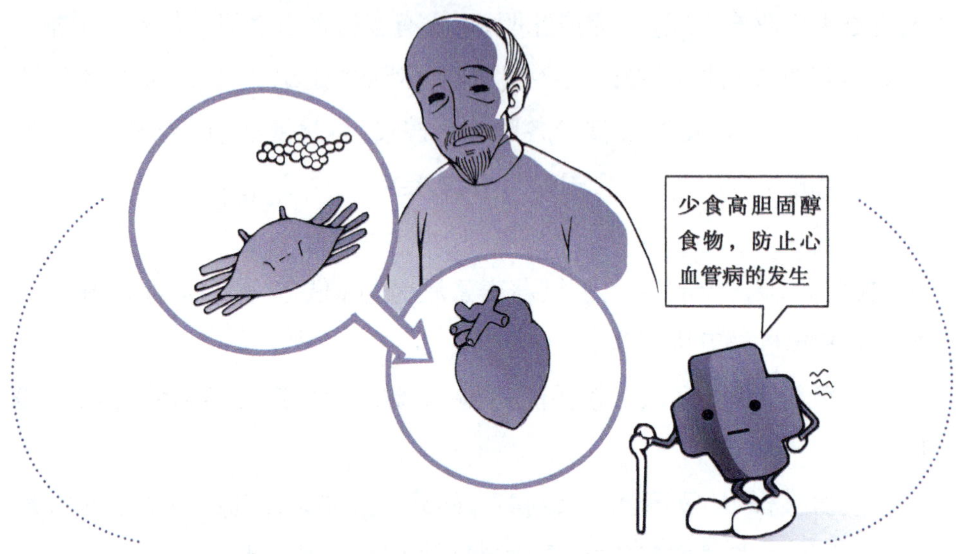

图4 高胆固醇食物易患心血管疾病

缺乏占3.1%；维生素A缺乏占3.0%；血压占2.5%；吸烟占2.0%；胆固醇占1.9%。

应该指出的是，至少有30%的疾病负担，出现在高死亡率的发展中国家。

例如，在非洲撒哈拉地区和东南亚，主要由以下5种危险因素所造成：低体重、不安全性行为、微量营养素缺乏、不清洁的饮用水及室内烟尘污染。

与不安全食品、饥饿和营养不良有关的危险因素，仍然主宰着全球贫穷人民的健康。在发展中国家，每年儿童死亡大多与营养不良有关。另外，不安全的性行为仍是非洲和亚洲艾滋病蔓延的主要原因。

在低死亡率的发展中国家内依次为：

饮酒占6.2%；血压占5.0%；吸烟占4.0%；低体重占3.1%；超体重占2.7%；胆固醇占2.1%；低水果和蔬菜摄入量占1.9%；固体燃料在室内形成的烟雾占1.9%；铁缺乏占1.8%；不清洁的饮用水、不安全的卫生和保健设施占1.8%。

在低死亡率的发展中国家里，例如中国和大多数的中美洲和南美洲国家，前5位的危险因素，至少造成本国1/6的疾病负担。这些国家的人民，面

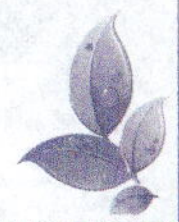

临着双重的疾病负担(即传染病与慢性非传染性疾病),例如吸烟和高血压,同时又不得不与营养不良和传染病等主要问题作斗争。

在发达国家中依次是:吸烟占12.2%;血压占10.9%;饮酒占9.2%;胆固醇占7.6%;超重占7.4%;低水果和蔬菜摄入量占3.9%;缺乏体力活动占3.3%;违禁药物占1.8%;不安全性行为占0.8%;铁缺乏占0.7%。

在发达国家中,如北美、欧洲和亚太地区,疾病负担中至少有1/3是由于以下5种危险因素造成的:吸烟、饮酒、高血压、胆固醇和肥胖。在工业化国家中,仅吸烟这一危险因素每年使240万人死亡。另外,不正常的血压和胆固醇每年各引起数百万人死亡,而超重正不断地引起肥胖和糖尿病的流行。

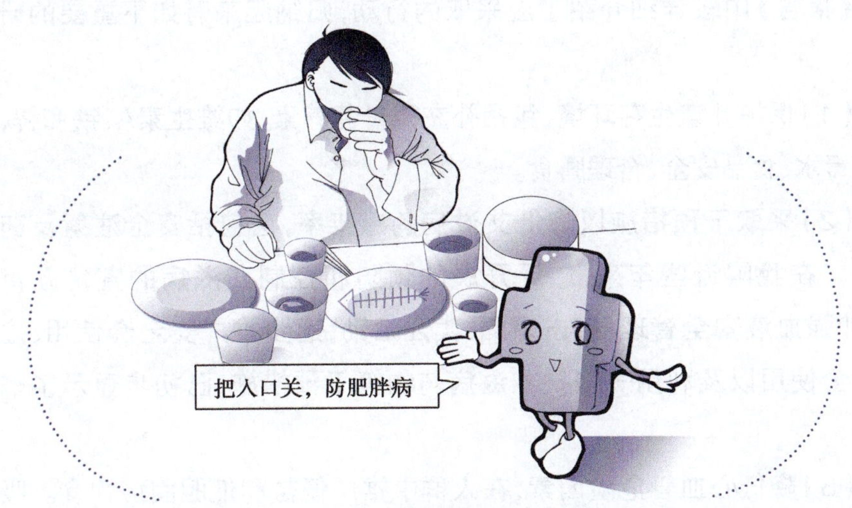

图5 超重引发疾病

世界正处在危险之中,因为它不能选择,或者它正在作出错误选择。今天在这个脆弱的地球上,共同生活着60多亿人口,一方面数以千万的人口正处于缺少赖以生存的食物、饮用水和安全。

而在另一方面存在着不健康的消费,尤其是吸烟、饮酒、高脂、高糖、高盐食品的消费。因此,如何采取干预措施预防其危险因素,对减少疾病、降低死亡率、维护健康是一项事半功倍的事情。

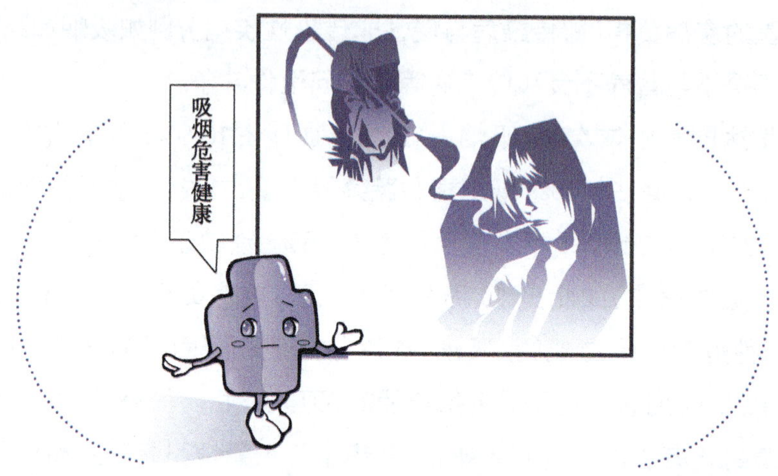

图6　吸烟影响健康

《报告》中较详细介绍了应采取的行动，归纳起来有如下重要的研究成果：

（1）保护儿童生存环境，包括补充微量营养素，如维生素A、铁和锌，饮用消毒水、食品安全、合理膳食。

（2）采取干预措施以降低艾滋病的感染率，这包括安全注射及药物治疗。在我国近些年来，广泛开展的预防和控制艾滋病的宣传教育活动，加强血液安全管理，打击嫖娼、卖淫活动，逐步推广安全套使用、注射器安全使用以及利用一些抗艾滋病药物等干预措施，已初步显示了一些效果。

（3）降低心血管危险因素，在人群中推广低盐和低胆固醇饮食。吸烟是心血管疾病的一个重要危险因素，必须采取干预措施，其中最重大的措施是增收烟草税、广泛地禁止烟草广告和有关烟草信息的发布活动、禁止在公共场所吸烟。

（4）增强公众对影响健康危险因素的理解和认识，需要加强多部门以及国际间的合作。

（5）要保证干预措施能真正落实，关键是政府应承担重要职责，同时非政府组织、民间组织、媒体及其他的一些组织所开展的社会活动有着巨大

的潜力，政府应当给予支持、鼓励和发展。

为了保护和促进人类健康，重点工作应放在对重要疾病明确病因的预防，因为这些病因是影响健康的根本危险因素，我们很好地实现对这些危险因素的预防，那么人类健康水平将会有很大的提高。

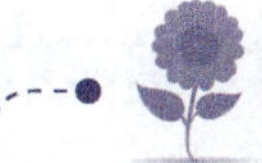

三、健康老龄化，未雨多绸缪

我国是已经进入老龄化社会的国家，老龄人口的绝对数在世界占第一位，而且增长速度快，高龄人口（指80岁以上的）增长速度更快。

据我国老年学会预测，到2015年，我国将有2亿老年人。今后，各国人口的年龄结构，无一例外都会是老年型人口。

据有关权威资料预测，在发展中国家，从1990~2025年，印度尼西亚65岁以上老年人口增长4.14倍；哥伦比亚增长3.49倍；肯尼亚增长3.47倍；新加坡增长3.40倍；秘鲁增长2.79倍；中国增长2.20倍。

再看一看65岁以上老年人口占总人口的比例，从7%增长到14%所用的时间。美国需要68年，而中国只需要27年。

面对一个庞大的老年人口，我们必须重视并研究“健康老龄化”问题。

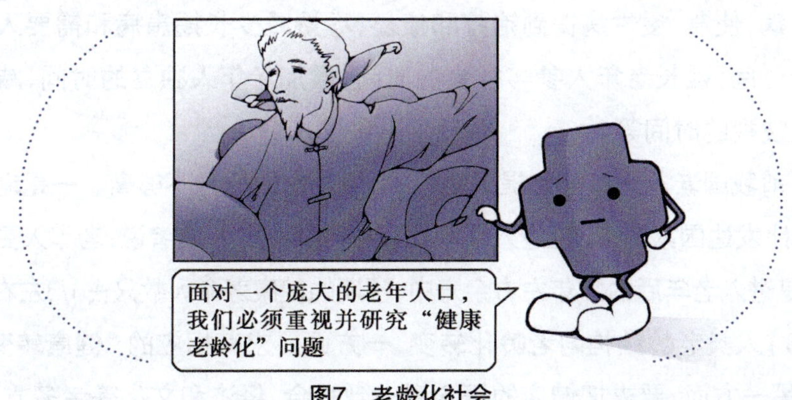

图7　老龄化社会

1987年5月召开的世界卫生大会，将这一问题列入世界卫生组织的《全球保健纲要》。1990年9月，世界卫生组织在哥本哈根会议上，把健康老龄化作为一个战略目标。从此，一个真正重视老年健康，并使老年健康能得以持续发展的全球性纲领形成。因此，可以说提出并逐渐得以实现这一目标，是维护老年健康史上的一个里程碑。

实现健康老龄化就必须从青、中年开始，重视老年性疾病发病前期的病因预防。

如何理解健康老龄化的科学含义和社会意义呢？

曾任中国老年学会会长的邬沧萍教授有如下一段精辟的论述。他指出健康老龄化有6个要点：

（1）健康老龄化的目标是老年人口群体大多数健康长寿，体现在健康预期寿命的提高。健康老龄化着眼点是群体的健康长寿，而不能仅满足于个别人的高寿记录，但群体的健康长寿是以个人的健康长寿为基础的，因而，创造条件保证大多数老年人均达到健康长寿时，群体的健康长寿才能得以实现。

（2）健康老龄化不仅体现为寿命的长度，更重要的是寿命质量的提高，老年人口健康寿命的质量是有客观标准的，是可以量化的。正如欧洲老年学会主席戴尔在第15届国际老年学年会闭幕式上指出的，如减少由衰老带来的疾病，使急、慢性病得到治疗和康复，尽量减少长期患病和需要人长期护理的时间，延长老年人参与社会的时间，增加老年人独立的时间，减少老年人受歧视的时间等。

目前我国老年人口寿命提高得很快，但生命的质量不够高。一是老年期死亡率比发达国家高；二是进入老年期后，存活时间短，或者说，老年人更替较快；三是进入老年后的17年左右余寿中，预期的健康寿命人数只占1/3左右。

（3）人类老龄结构向老龄化转变，一方面要求有相应的“健康转变”来适应；另一方面，要求把健康的概念引申到社会、经济和文化等诸多方面。

这里所指的“健康转变”，实际上是指“第一次健康转变”和“第二次健

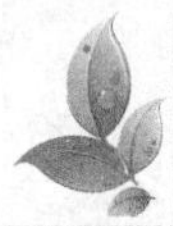

康转变”。前者旨在使死亡率下降，这可以通过提高公共卫生水平、改变不卫生习惯、降低婴幼儿死亡率、对儿童推行计划免疫、消毒杀虫以及使用抗生素等措施来保证。

而“第二次健康转变”，则指解决已存活到老年的庞大人口，如何延缓衰老的保健问题。此外，人口老龄化客观上要求把健康含义的外延延伸到社会、经济和文化等方面，即我们平常说的“老有所养、老有所医、老有所学、老有所为、老有所乐”。

(4)人口老龄化是一个过程，要从个体和群体增龄的过程中，认识老年人群健康状况的前因后果、来龙去脉及发展趋势，把老年健康状况看做是进入老年期前后的，婴幼儿、青少年和成人后各阶段所有制约健康因素的最综合、最集中和最终的表现。历史地、全面地认识老年人的健康，它与所有人的福利都联系着。

(5)健康老龄化是人类面对人口老龄化的挑战而提出的一项战略目标和对策，它是建筑在科学认识的基础上的。由于人口老龄化正在或者已经成为现实，大量的老年人口，向科学家提出了很多问题，这就自觉、不自觉地促进了老化生理学、老化心理学、老年医学与社会老年学的研究以及生物工程学的发展。

(6)健康老龄化是各个老龄人口，同各行各业都有关系的一项全民性保健的社会系统工程，需要全党、全民长期不懈地努力才能逐步实现。

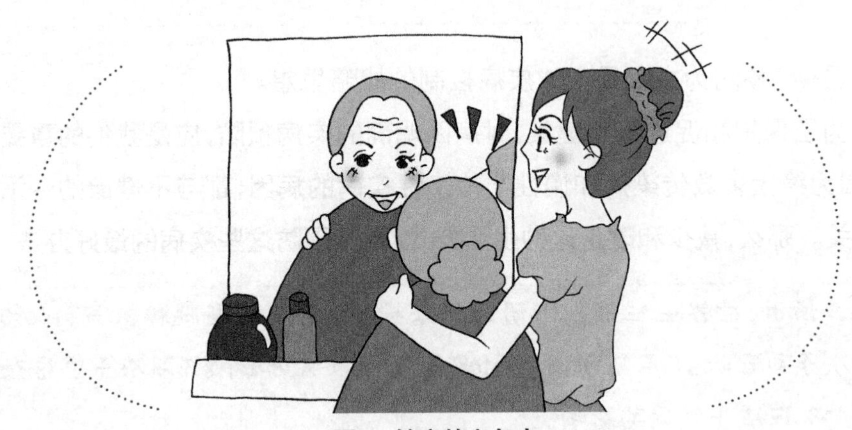

图8 健康的老年人

使老年人口实现健康老龄化是全社会的责任。

由于老龄化是一个过程，要实现健康老龄化就必须从青、中年开始重视老年性疾病发病前期的病因预防，这就是我们通常说的一级预防。

对已进入老年的人群，要及时做好对疾病的早发现、早诊断、早治疗，以控制疾病的发展，这就是所谓二级预防。

对已患病的老年人，为了防致残、防恶化、尽快促进康复，我们必须做好三级预防工作。

进入老年的人群要及时做好对疾病的早发现、早诊断、早治疗，控制疾病的发展。

作为一项战略，健康老龄化是人类的永恒主题。老年人口健康水平是全民健康状况的最终和最集中体现，也是最客观的检验尺度。今天老年人的健康，是过去中青年人口健康的检测度，今天中青年乃至青少年、儿童的健康也是明天的老年人健康的未来。

因此，必须从全社会发展的角度来看待老龄化。必须要全党、全民、全社会来关心、支持老龄人口的健康化。

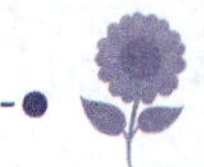

四、健康和寿命，60%取决于自己

贯彻“预防为主”，是全球疾病控制的战略思想。

为了保护和促进人类健康，对病因明确的疾病预防，应是我们的重要工作，因为绝大多数传染病和慢性非传染性疾病的病因，都与不健康的生活方式有关。那么，减少和改正这种生活方式，就是预防这些疾病的最好办法。

最近，世界卫生组织的研究结果提示：个人的健康和寿命有60%取决于自己；15%取决于遗传；10%取决于社会因素；8%取决于医疗条件；7%取决于气候的影响。

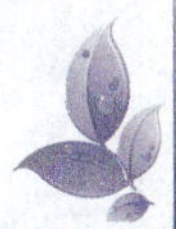

由于健康受诸多因素影响，科学家就用一个公式来表示健康及其影响因素的关系：

健康状况=函数（环境+医疗保健+个人生物学因素+生活方式）

公式中的环境因素，包括自然环境和社会环境；医疗保健包括预防、治疗、康复和自我保健等；个人生物学因素包括机体生理、遗传因素等；生活方式包括饮食、活动、睡眠、娱乐、社交及有无不良嗜好行为（如吸烟、酗酒、性乱、药物依赖等）。

从上述公式的内容看，有些因素是个人不可控制的（如环境因素、个人生物学因素等）；而个人的生活方式，则完全掌握在自己手中，而这一因素对健康状况的好坏起到关键的作用。

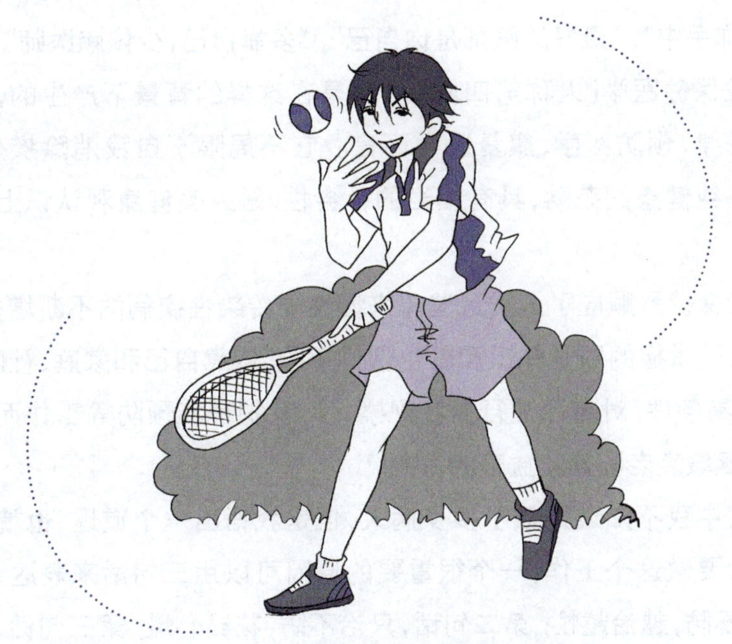

图9　积极锻炼保持健康

现在有人说："我祖祖辈辈都长寿，所以我没问题，我照样抽烟酗酒。"这是不对的，祖祖辈辈长寿，对我们来说是一个优势，但是后天的因素影响太大，而且我们现在和我们祖先（包括我们的父母亲，爷爷奶奶）当时生活的条件是不一样的，当时他们吃的东西、喝的水、呼吸的空气和我们现在不一样。所以祖祖辈辈有好的遗传因素是很重要的，那是你的一个优势，而你又能够按照健康的生活方式去生活那就太好了。相反，你有好的遗传因素，而后天的因素都是一些不健康生活方式，那就可能会折寿。美国科学家有一组研究结果提示为，能做到以下几点，你的寿命就可多活10年。第一，三餐都要吃，特别是早餐。第二，每天要保持7~8小时睡眠。第三，每周要有至少3次，每次不小于30分钟的活动。第四，不抽烟。第五，少量饮酒。第六，保持身体的匀称，就是我们的体重指数要在正常的范围。

提醒人们树立这样一个观念，那就是“健康在你手中”。

基于上述两个事实，因此我们要提醒人们树立这样一个观念，那就是“健康在你手中”，“最好的医师是你自己”，“多靠自己，少依赖医师”等。

自我保健医学（人称第四医学）就是在这样的背景下产生的，是相对于临床医学、预防医学、康复医学而言。它不局限于自我消除疾病，也不局限于单纯健康的范畴，具有相当的社会性，是人类健康观认识上的一次飞跃。

自我保健是顺应了人类近些年来慢性非传染性疾病的不断增多，它是利用自己所掌握的医学知识和养生保健手段，依靠自己和家庭、社区（不住院）的简易条件，对自己进行自我观察、诊治、护理和预防等工作而达到健身祛病、延缓衰老和延年益寿的目的。

一生中我不知道抢救了多少病人，但是我悟出一个道理，也就是为什么现在我要做这个工作，一个很重要的原因可以用三句话来表达，第一句话，只治不防，越治越忙；第二句话，只治不防，花钱心慌；第三句话，只治不防，痛苦悲伤。因为很多疾病都是可以预防的，包括肿瘤，1/3都可以完全预防，更不要说其他的慢性病和传染病，所以我们必须贯彻以预防为主的方针，从中医来说就是治未病，让很多人不生病，或者生小病、生大病以后不

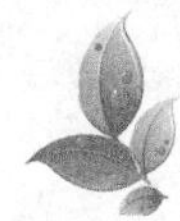

发生严重的并发症。我们现在人均期望寿命为73岁，但是健康的期望寿命要短近10年，说得通俗一点，也就是你虽然还能活10年，但是你这10年的生命质量、生活质量都很差。你不会行走、你不能跟人交流、你的手脚不方便、你卧床不起，甚至变成植物人，这不是我们所期盼的。所以我们期盼除了期望寿命长，而且健康的期望寿命也长，我们的健康期望寿命在全世界来说，不是太理想，包括在亚洲我们都不是太理想。我们的人均期望寿命，比建国初期翻了一倍多，那时候人均期望寿命大概35岁左右，现在已经到了73岁。第二句话“只治不防，花钱心慌”，大家知道到了疾病的晚期，一天不知道要花出去多少钱。世界卫生组织提示，一个人一生的卫生费用80%是用在生命临终的一段时间，钱都是花在最后的，没有发挥什么好的效果。第三句话“只治不防，痛苦悲伤”，有些疾病到晚期生不如死，我看到有些病人在住院期间跳楼自杀、上吊、服安眠药，所以我们维护健康必须要贯彻以预防为主的方针。传染病、地方病、寄生虫病要贯彻以预防为主的方针，慢性疾病，更应该贯彻以预防为主的方针。

开展健康教育是非常重要的，把我们的医学知识用通俗易懂的语言向公众宣传，让他们了解，让他们掌握，这就是通常我们说的知、信、行。第一步要让民众知道，第二步要通过我们科学的传播且让他相信，比如说吸烟有害健康，这是非常科学的，但有些人却唱反调，说什么张学良抽烟活了一百多岁，邓小平就因为戒烟生病，吸烟者不患“非典”等等。所以，世界卫生组织在阿拉木图开会的时候，提出一个人要维护自己的健康，要活得长，就要提高生命质量，少生病。

这里我还要强调“健康是资源”这个概念，所有的资源都是有限的，有限的资源就应该珍惜、保护、合理利用开发，绝不能滥采滥伐。按照生物一般规律，寿命期限是其生长期的5~7倍，人的生长期为20~25年，其寿命应是100~175岁。然而，为什么没有人活到175岁，甚至活到100岁的人也不多呢？其原因主要是对资源的珍惜和利用上出了问题。因此，建立健康是资源这个概念，对维护和促进自身健康十分重要。此外，健康不仅是个人的资源，同样也是家庭和社会的资源。一个人的健康关系着家庭、单位、民族乃至国家的利益。所以我们应更加珍惜。

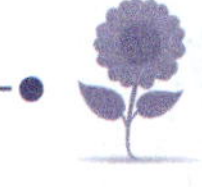

五、伤害，并非意外。每一种伤害都可以写成一本书

伤害是因能量(机械能、热能、化学能等)的传递或干扰，超过人体的耐受性，造成组织损伤，或窒息导致缺氧，影响了正常活动，需要医疗或看护。

过去，人们习惯把伤害称之为意外，实际上不少意外是可以预防的。因此，近些年来，国际上已不称“意外”，而改称为“伤害”。

世界卫生组织前总干事李钟郁博士说：“对于暴力和伤害可预防性质的认识方面必须有根本的改变。暴力和伤害不是偶然事件的结束。引发它们的行为具有可识别的原因，在大多数情况下可以预防。

伤害严重威胁着人们的健康与生命，由于伤害造成了大量永久性残疾和早死，消耗了巨额的医疗费用，而且削弱了国民生产力。因而，伤害已成为全球一个重要的公共卫生问题，也是世界各国人口中主要死亡原因之一。

世界卫生组织在1995年度报告中指出，全球每年有400余万人死于伤害和暴力行为，其中180万人因跌落、溺水、烧烫伤和其他伤害致死；另外，每年至少有350万人死于家庭、工作场所或城乡暴力。除了少数几个国家外，伤害是大多数国家前5位之内的死亡原因。

我国疾病监测和伤害流行病学调查的结果表明，伤害死亡率为65.24/10万，每年大约有70万人死于各类伤害和不少于2000万人因伤害需要急诊或入院治疗。伤害已成为我国1~14岁儿童的第一位死亡原因。中

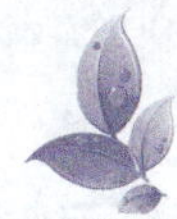

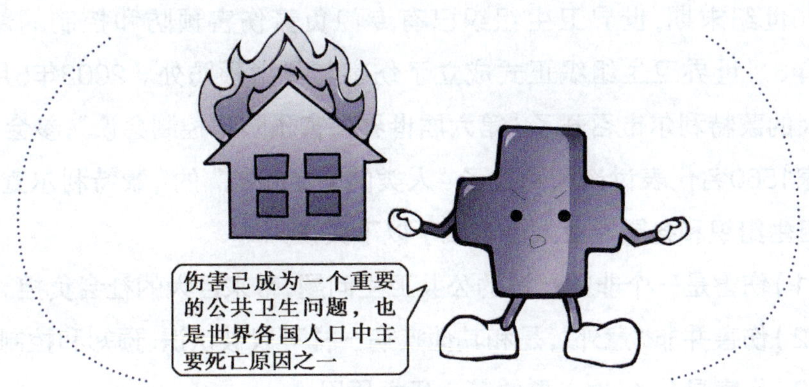

图10　伤害威胁人们的生命

小学生的伤害发生率为10%~50%，其中半数的学生一年发生2次以上的伤害。估计全国每年约有4000万中小学生遭受各种伤害，其中需要门诊或急诊治疗的约1360万人，住院335万人；120万人正常功能受损；40万人因伤害造成残疾，估算经济损失30亿元，缺课2.6亿日。

在未来10年中，非传染性疾病的主要挑战包括：抑郁症、缺血性心脏病、肺癌、有意和无意伤害、酗酒。

根据我国疾病监测报告，在伤害死亡中，自杀致死为最多，死亡率为30.23/10万，远高于世界平均水平（15.24/10万），大约每年42%的自杀发生在占世界人口总数25%的中国人口中，居世界第一位。

我国车祸死亡是男性居民和城市人群的首位因伤害致死的原因。

近些年来，随着人们购买机动车增多，大量未经严格培训的新手上路，车祸的发生及死亡人数更是迅猛增长。

不久前，世界卫生组织前总干事布伦特兰博士在报告中指出：非传染性疾病的疾病负担呈上升趋势，从1990年的55%将上升到2020年的73%。在未来10年中，非传染性疾病的主要挑战包括：抑郁症、缺血性心脏病、肺癌、有意和无意伤害、酗酒。其中，有意和无意伤害是所有地区容易忽视的较大的公共卫生问题。1990年伤害占全球疾病负担的15%。

20世纪末期，世界卫生组织已有专门负责伤害预防和控制的部门，2000年3月世界卫生组织正式成立了伤害与暴力预防处。2002年5月，在加拿大的蒙特利尔市召开了“第六届世界伤害预防与控制会议”，参会的83个国家1560名代表讨论和通过了“人类的安全权益”的《蒙特利尔宣言》，世界卫生组织和各国专业人士达成了以下共识：

（1）伤害是一个非常严重的公共卫生问题，带来巨大的社会负担。

（2）伤害并非“意外”，是和其他疾病一样可以被认识、预知和控制的。

（3）伤害是1~44岁人群的第一死亡原因。

（4）减少伤害是事关人类安全权益的事情。

伤害的种类甚多。

目前，按第九版《国际疾病分类（ICD–9）》，我国疾病监测中的伤害，包括交通事故、中毒、医源性伤害、坠落、烧烫伤、溺水、自杀、他杀8种。

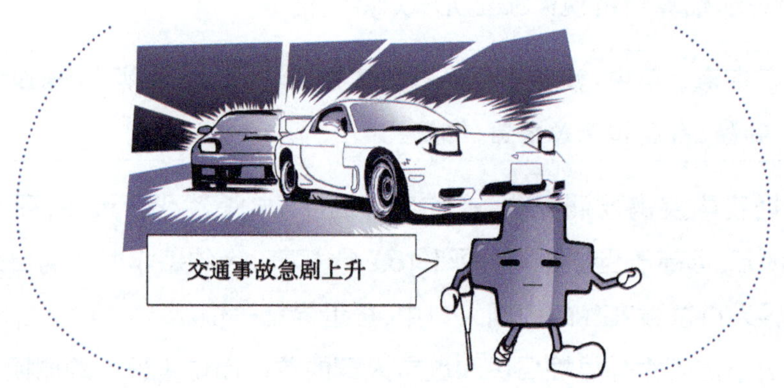

图11　交通事故频发

有些国家还把钝器（锐器）伤、碰撞伤、电击伤、火器伤、动物咬伤、运动伤、职业伤（矿井下、农业、机械、建筑、运输等）、儿童虐待或疏忽、家庭暴力和窒息等，也列入伤害范畴。

如果我国也将上述有些国家的内容列入伤害范围中，那么我国伤害对人民健康的影响将更为严重。

每一种伤害都可以写成一本书，单就车祸一种伤害就可见其危害了。

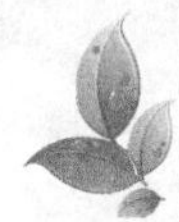

1970年全球每年因道路交通伤害而死亡的人数是35万，1980年达50万，到了1998年，全球有超过100万人死于道路交通伤害，造成2000万人伤残。

在我国近50年中，道路交通伤害发生数增加了69倍，死亡人数增加了97倍，我国道路交通伤害死亡人数和死亡率均居世界前列。2001年4月公安部交通管理局提供的数字显示，全国每天发生交通事故1690起，死亡257人，受伤1147人，直接经济损失731万元。我国机动车数量不足全球的1.6%（1997年），却制造了全球14.3%的交通事故死亡人数，而且仍以每年10%的速度增长。

伤害的危害实在太大。但是，只要我们认真采用科学方法，伤害不仅是可以预防和控制的，而且效果也是立竿见影的。

伤害的预防与控制涉及层面较广，科学方法也甚多，其中最为重要的是要树立“凡事预则立，不预则废”的思想，要居安思危、思则有备、有备无患。这里除了政府重视，社会各部门积极参与外，对社会公众来说，要特别注意的是：

（1）要充分认识伤害的危害。在当前，我们应把防治传染病、慢性非传染性疾病和伤害放在同等重要的位置上，SARS突发给人民生命财产及社会造成了不小影响，人们对SARS的认识和警惕性很高，然而从另一个角度看，伤害的危害远远胜过了SARS。

在全国，现在可以说无人不知SARS，但同样在我国，又有多少人对每天成千上万的受到终身伤残或致死的人大声呼吁呢？

因此，预防与控制伤害必须要全社会民众都行动起来，积极参与、广泛宣传，形成一种充分的舆论氛围。

（2）积极参与以教育、防范和强制为主的安全促进（主动预防）工作，及方法、工程和技术等生物力学措施（被动预防）的各项活动，自觉遵守各项规定，从我做起，坚持不懈。鉴于目前车祸日渐增多的现象，在这里，特别要再次提醒驾车的朋友们，要使用安全带，驾车前不能饮酒，驾车时不使

用手机等。

（3）积极参与社区的健康教育活动，提高自身安全意识和自我保护能力。学习、掌握必要的自救和互救的一般科学知识。对特殊人群（老人、儿童、残疾人、职业人群、流动人口等）主动多关心、照顾，遇到创伤病者要主动协助救治。

下面特别就预防儿童伤害谈一些看法。这几年，儿童发生伤害事故的事件不断发生，已成为重要话题，引起社会普遍关注。如何防止这些原本不该发生的悲剧发生，也引起了众多家长的关心。

从思想上，时刻重视孩子的安全是非常重要的。特别是看护婴幼儿时，一刻也不能松懈，稍有疏忽，就可能酿成终生遗憾。如果把幼儿交与老年人或没有育儿经验的保姆照料，更要时时叮嘱安全问题，让他们不能掉以轻心。同时，也要从小对儿童进行教育，告诉他们要珍爱生命，关心自己。比如，告诉他们眼睛、鼻子、心脏、肝脏、头部是人体最重要的地方，要时刻进行保护。

儿童容易发生的伤害事故有烫伤、外伤、药物中毒、异物进入耳、鼻及气管等，还要防止其走失。

现在的普通家庭中，家用电器设备越来越多，防止触电成为保障儿童安全的一项大事。

在家中，经常查看电线、电器等电器，检查安装是否合乎安全标准，是否有漏电、触电的可能。年久失修的老房子，在雨季或大风后更应多加关注。

从小就要教育孩子，不能玩电器，不要用手触摸灯头、插头、电线之类。还要告诉孩子，下雨的时候不要在大树下、电线杆旁或高墙屋檐下避雨，以防雷电击伤。

北方地区，冬季用煤炉取暖的家庭，房间应有通风窗或风斗，烟囱定期除烟灰，防止堵塞烟道，以防煤气中毒。

下雨的时候不
要在大树下、
电线杆旁避
雨，以防被雷
电击伤

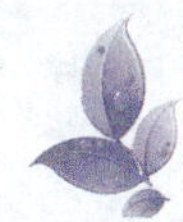

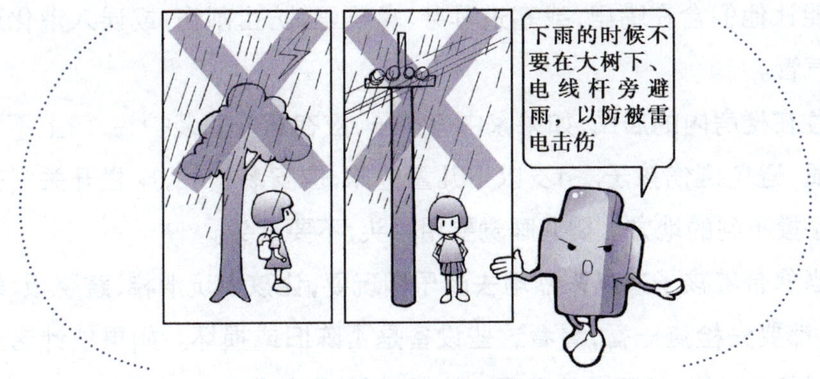

图12　防止意外伤害

为预防烫伤，家中的暖气要加罩，火炉周围要有炉档，使孩子不能接触到热源。

教育孩子不要玩火柴、打火机，禁止他们引火取乐。对年龄小的孩子，不要让他们接触到这些火种；对学龄儿童，则要经常检查他们的口袋，看看是否有这些危险的易燃物品。

日常生活中，当您手里端着热汤、开水壶时，要注意周围是否有婴幼儿在活动。热水锅、热水瓶、热油锅等不要放在孩子身边。否则如不小心碰翻，就会浇到孩子身上，造成烫伤。

给孩子洗脸、洗脚或洗澡前，一定要在盆中先倒入凉水，然后再加入热水；饭菜做好后，稍微放凉些再吃；开水也要放温再喝。这样就消除了烫伤手脚的隐患。

给孩子选择玩具时，首先应考虑到玩具的安全性。

玩具不要带尖、带刺。另外，可能吸入或吞入的小物品，也不能让孩子拿在手里做玩具。至于剪子、小刀、针线等，都要放在孩子摸不到的地方，更不要让孩子拿在手中。

教育孩子不要玩别针、硬币、小玻璃球、纽扣、玻璃制品、铁片、刀片等，

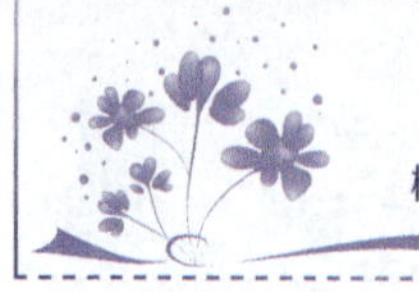

更不能让他们含在嘴里，或塞进耳朵、鼻子里，防止割伤，或误入消化道及呛入气管。

住在楼房内的居民，如果家中有孩子，应在窗外安装护栏，门上不要安装弹簧，避免碰伤孩子。4岁以下儿童的床，应安装护栏，床栏开关安在孩子用手摸不到的地方。婴儿睡觉要用枕头，不要蒙头。

当您带着孩子兴高采烈地去游乐园玩耍，让孩子玩滑梯、跷跷板、攀登架时，都要先检查一番，看看这些设备是否陈旧或损坏。如果估计这些设施已经年久失修，就不要让孩子上去玩，以防意外发生。

年幼的孩子在玩耍时，尤其是站在高处或攀登架上时，家长不要离开孩子身边，就像体操运动员在训练时，教练员始终要站在旁边保护一样，以免摔伤。对婴儿要轻抱、轻拉，防止发生肌肉或关节受伤。

家里的小药箱，平时要上锁，放到孩子用手够不到的地方，而且内服药与外用药、消毒药品要分开存放，以免拿错误服。给孩子喂药前，一定要核对药品名和剂量，最好让另一个人帮助核对一下，以免急中有误。

多注意培养孩子良好的饮食习惯，让他们细嚼慢咽。吃饭的时候，不要训斥孩子，也不要在餐桌上惊吓、责骂、打闹、说笑，防止食物呛入气道。不要给孩子吃花生、米花、瓜子、豆类或带皮的小食品，也不宜吃带刺、有骨或有核的食品，避免发生意外。

以上介绍的尽管是些微不足道的小事情，但正是这些小事，往往构成了儿童伤害事故的隐患。为了孩子的健康成长，请您多加关照，让孩子能防止伤害，顺利成长。

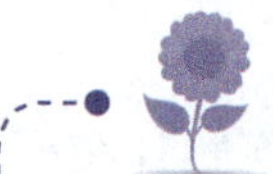

六、莫大意，今日药害猛于虎

俗话说："是药三分毒"。药物具有双重性，是一柄"双刃剑"。药物一方面可用来防治疾病，另一方面也可危害机体，引起不良反应。

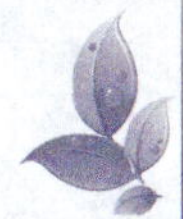

药物不良反应包括药品的质量问题，也同时包括用药不当而引起的一切有害反应。

随着人民生活水平的提高，自我保健意识的增强，医疗服务条件的不断改善，化学药品种类增多和药品广告市场的扩大，人们与药物的接触越来越频繁。

不少人对药品基本知识有了一些了解，但如何正确、合理使用药物，对大多数民众来说，这方面的知识甚为欠缺，普遍存在不少诸如贵药、新药、进口药、广谱的抗生素就是好药；联合用药，品种越多越好；注射用药比口服用药效果好，静脉用药才是最有效；遇感冒发热就要输液；激素效果最快；祖传秘方最神奇；中药没有毒副作用等误区。

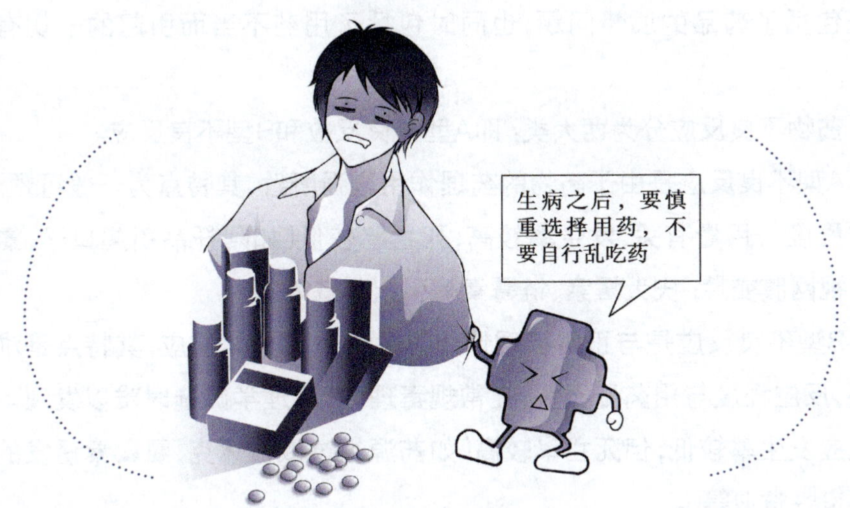

图13 生病慎用药

还有一些人对伪劣药品的危害有所认识，但对正规药厂、正式批准上市药物的不良反应认识不足。因此，对广大人民群众进行有关药物不良反应和危害性的宣传教育，对于保护人民群众健康，及时了解、收集和处理药物不良反应，树立“是药三分毒”的思想，有着十分重要的意义。

药物不良反应是国内外普遍存在的严重问题。

国外文献报道，因药物不良反应急诊入院者约占3%；有15%~30%患者在住院期间，因发生药物不良反应而延长住院时间，甚至死亡。

我国每年约有19.2万人死于药物不良反应，药源性死亡人数是主要传染病死亡人数的10倍以上。我国药物不良反应发生率约占住院病人的10%~30%。药源性疾病也有增高趋势。例如，学龄前儿童因药物致聋哑的百分比，20世纪50年代仅为2%，60年代为7%，70年代为18%，80年代为36%，而到了90年代，因药物致聋哑的儿童的总人数已超过了100万。

下面就什么是药物不良反应，药物的主要危害以及如何预防，或减少药物的危害讲点看法。

广义地说，药物不良反应包括药物的毒性作用、过敏反应、特异质反应、后遗反应、二重感染、成瘾性及致畸、致癌、致突变作用等。它实际上既包括了药品的质量问题，也同时包括了用药不当而引起的一切有害反应。

药物不良反应分为两大类：即A型不良反应和B型不良反应。

A型不良反应是由于药物的药理作用增强所致，其特点为一般可预测，反应程度与用量有关，发生率较高，死亡率较低（如阿托品引起口干，氯喹引起视网膜变性；庆大霉素、链霉素等引起耳聋等）。

B型不良反应是与正常药理作用无关的一类异常反应，其特点是难以预测，反应程度与用药量无关，在常规毒理学、药理学筛选时难以发现。这些反应发生率较低，但死亡率较高（如药源性过敏性休克、氯霉素诱发的再生不良性贫血等）。

在20世纪，世界上曾经出现过一些著名的药害事件。例如1900年，欧美国家发现一些奇异的“蓝色人”，他们在阳光照射下，皮肤显蓝色，未被照射处呈灰色。经研究证明，这是由于常用抗菌消毒药硝酸银、弱蛋白银，而使银离子沉着于他们皮肤、黏膜上的缘故。

1920年，有许多儿童患头癣，当时尚无抗癣菌的药物，有的医师使用醋酸铊治疗，不仅引起呕吐、痉挛、脱发，而且有时还导致瘫痪、昏迷、死亡。那

时肺结核肆虐于世，被视为绝症，有些医师应用昂贵的金盐治疗，结果非但无效，反而招致肝、肾损害与粒细胞缺乏。

1922年，欧美发现许多“粒细胞缺乏症”病人，他们对多种感染失去防御能力，极易发炎、发热。经医药学家长达11年不懈的努力，才查明是解热镇痛药氨基比林在作祟，而此药竟已使用40年之久。

1935年，欧美国家出现大量失明的白内障病人，尤以肥胖妇女居多。经查实系服减肥药二硝基酚所致，而该药原是一种炸药，可是有人宣称，它会加速新陈代谢、减轻体重，且“安全无毒”，结果受害者逾百万。

1938年，美国出售一种新型磺胺药，岂料在较短时间内就使358人中毒，10人死亡。

1947年，一些患慢性皮肤病的儿童又相继患上一种怪病，主要表现为手足发红，剧烈疼痛，且烦躁不安，有盗汗、口腔炎、脱发等症，严重者乃至死亡。经查尿液发现，原来是汞（水银）中毒之故。

1954年，法国将二碘二乙基锡用于疮、疖与炎症病人，结果造成中毒性脑炎及失明270人，死亡11人。

1959年，美国推出降血脂新药三苯乙醇，大量病人服用后，不但发生脱发等毒副反应，而且有1000余人患了白内障。

1960年，英国与澳大利亚人应用异丙肾上腺（治喘灵、喘息定气雾剂）时，由于使用过量，造成心律失常、心动过速而死亡3500余人。

1961年，西欧一些国家发现，用新药“反应停”治孕妇呕吐反应，竟然出现1200多个海豹样胎儿，他们缺臂少腿，手足直接与身体相通，而且大多还活着。畸形儿多达1万多人，仅西德就有6000多人。另外，日本因长期使用抗疟药氯碘喹而酿成万余人致盲及下肢瘫痪。

1966年，在美国发现300多名妙龄少女患阴道腺癌，经调查发现，她们的母亲在怀孕期间，均曾用过人工合成的保胎药己烯雌酚，即乙雌酚，这样便埋下了定时炸弹。还有一些人患肾盂癌或膀胱癌，是由于长期服用解热镇痛药非那西丁（此药已淘汰）之故。

1967年，欧洲出现罕见的“肺动脉高压”病人，主要表现为气促，胸痛与突然昏厥等，其原因是病人服用减肥药氯苯唑啉产生的毒副反应。

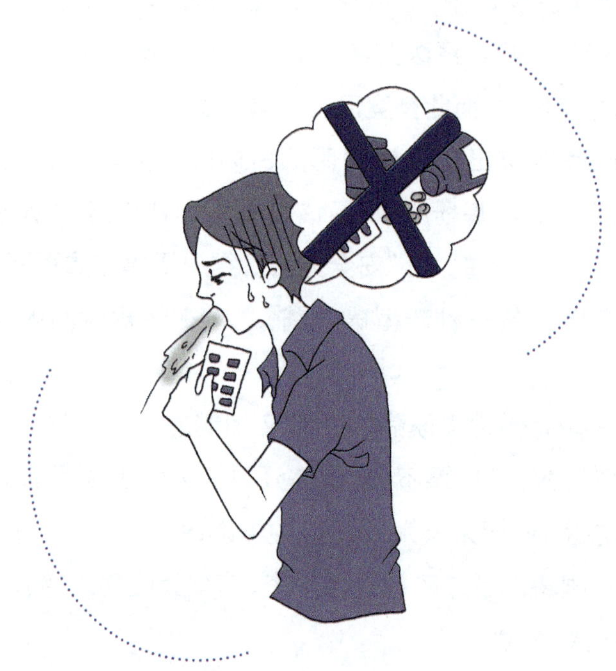

图14　滥吃药致呕吐

药物不良反应可表现各种各样，在各系统的表现也各不相同。最常见的各系统不良反应简要概括为：

消化系统：恶心、呕吐、胃灼热感或疼痛，对肝脏毒性主要为黄疸、肝功能异常。

泌尿系统：血尿、蛋白尿、肾衰竭。

神经系统：锥体外系反应、听力损害、弱视、癫痫等。在这里，要特别提出的是药物对听力的损害，因为目前常使用的药物中有一些可以造成这种严重的毒性反应，其中以氨基糖苷类抗生素最为多见(如链霉素、卡那霉素、庆大霉素、妥布霉素、新霉素等)。另外，药物造成的听力损害一般不可逆。

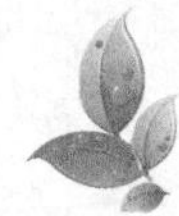

造血系统：再生障碍性贫血、粒细胞减少、溶血等。

循环系统：心律失常、心源性休克等。

其他系统：过敏性皮疹、哮喘、肺间质纤维化等。

过敏反应是药物不良反应的另一常见反应，包括皮疹、荨麻疹（风团）、皮炎、发热、哮喘及过敏性休克等，其中以过敏性休克最为严重，如不能及时发现、正确处理，常会导致死亡。

能引起过敏性休克的药物至少有数十种，但临床上最为常见的是青霉素，它的过敏反应率居各种药物过敏反应之首位，约占用药人数的0.7%~10%。其过敏性休克反应率也最高，占用药人数的0.004%~0.015%。

药物的耐受性、耐药性和依赖性，也是药物不良反应中应该高度重视的。

近些年来，这些不良反应，随着药物滥用，不良反应的程度加重和范围扩大，已造成一种严重的公害。

所谓药物的耐受性，是指机体对药物反应性降低的一种状态。常见的药物有麻黄碱、亚硝酸类及巴比妥类药物。

耐药性又称抗药性，是指病原体对药物反应性降低的一种状态，这多是由于长期不合理使用抗生素（包括剂量不足、疗程不够、该联用时单用，以及不科学的联用等），病原微生物对药物产生耐药性后会影响疗效，另外，也增加这种耐药的病原体感染他人的危险，还有长期广泛的耐药，会造成这种药物失效。

目前，我国抗生素耐药的状况较为严重。世界卫生组织调查显示：中国住院患者抗生素使用率高达80%，其中使用广谱抗生素和联合使用两种以上抗生素的占58%，远远高于30%的国际水平。

据几年前收集的资料显示，一些大医院中金黄色葡萄球菌对青霉素耐药者达90%以上；对头孢菌素耐药率约30%~40%；对四环素、红霉素、氯霉素、林可霉素及庆大霉素等的耐药性可高达60%~70%；痢疾杆菌对复方磺胺异唑、氯霉素、四环素等的耐药性也为50%~70%。

在这里，还要特别谈谈有关激素使用中的一些问题。

我们常提到的激素，实际主要指的是肾上腺皮质激素及促肾上腺皮质激素。由于这类激素有抗感染、抗病毒、抗过敏及免疫抑制等作用，疗效确切，见效快，因而临床用途十分广泛。近年来由于激素种类多、剂型多、购药方便、价格适中，激素的滥用已成为一个严重问题。

综合起来，主要有如下几个方面：①适应证掌握不好，不该用，甚至不能用的病人用了。②使用的剂量过大，或疗程过长。③长期使用者骤然停用，造成疾病反跳（发作或复发）或急性肾上腺皮质功能不足，即所谓“上马容易下马难”（指用上激素，症状很快减轻，一旦停用或减用，疾病就反复）。④对一些由病原微生物感染性疾病，在没有有效抗感染的前提下使用激素等等。因而造成临床上使用激素的病人，出现许多不良反应，尤其是长期大量使用者。

常见的不良反应有引起肥胖（库欣综合征）。激素引起的肥胖有其特征，由于激素引起机体脂肪的特殊分布，使病人脸部变圆，背部脂肪堆积，即所谓“满月脸、水牛背”；激素可引起多毛、痤疮、血糖升高、血压升高、眼压升高、水肿、骨质疏松、严重脱钙等；激素还可引起消化道出血、菌群失衡、二重感染、低血钾以及结核播散等。

这次在救治SARS的病人中，由于对有些激素适应证掌握不好，使用量过大，疗程过长，加之部分病人病重等原因，造成了一些使用激素的病人出现高血糖、继发霉菌感染、结核播散、全身骨质严重脱钙、机体免疫力降低、库欣综合征、神经精神症状以及女性月经功能紊乱等等。因此，激素的使用除了医师要注意严格掌握适应证，并尽力减少或避免并发症出现外，作为使用激素的患者也应了解有关知识，严格遵守医嘱并主动配合医师用好激素。

致畸、致癌是药物不良反应中较为严重的，虽然这类反应的药物较上述不良反应药物相对较少，但因不良反应严重，所以要更加重视。

下面谈一下中药毒性问题。

一般群众普遍认为，中药没有毒副作用。实际上，这种看法是不全面

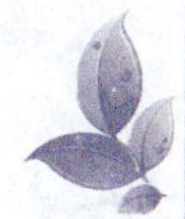

的。一般来说，中药比西药的毒副作用少，但并不等于中药就无毒，有些中药还有剧毒，如服用不当，可中毒致死。

中药不良反应是逐渐被发现的，并有明显增多趋势。据国内药品管理部门报道，中药不良反应占全部药物不良反应的13.24%，能引起不良反应的中药品种多达460种，其中36种药物所致的不良反应占了中药不良反应的一半以上。

这些药物按报道不良反应例数的多少排列顺序是：乌头类、雷公藤、藻酸双酯钠、板蓝根、蜂巢制剂、六神丸、牛黄解毒丸、鱼腥草、竹黄、穿心莲、黄连素、丹参类、蝮蛇抗栓酶、柴胡类、蛇胆川贝散、速效伤风胶囊、人参类、蟾酥、山莨菪碱、蓖麻子、麻黄碱、红矾、三七、雄黄、风油精、云南白药、天麻、罗通定、全蝎、速效感冒片、斑蝥、川芎等。近期国外报道的中药“广木通”引起的慢性不可逆肾损害，也引起了国内外医学工作者和广大人民群众的关注。

预防药物不良反应及其危害的工作是一个系统工程，包括药物研制、生产、销售、管理、医院及医患双方的方方面面。

在此，仅就病人及人民群众应注意的事项提供参考：

（1）有病应到正规的医院就诊，尊重经治医师处方意见，严格遵医嘱服药。服药期间如果出现不良反应，应根据反应的程度及症状轻重，做好记录，特别是药物说明书中没有提出的一些症状，应及时反馈给医师，听取医师的处治意见。

（2）生病时绝不能到条件简陋，更不能到无证机构、人员（无执业医师、执业助理医师资格、无医疗机构行医执照）、游医、巫医处看病。因为这些未获得正规执业资格非法行医者，医疗条件简陋，消毒、无菌常识缺乏又胆大妄为，加之还缺乏诊治和药物使用的科学知识，所以最易造成医疗纠纷，频发药物危害。

（3）因患一般疾病或因某些原因不能去医院就诊，需要到药店自购非处方药者，要向药店药师讲明病症和需购药名称，征得药师同意后，还需问清所购药的适应证、不良反应、禁忌证、用法用量，并仔细阅读药品说明书，注意药品的生产日期、失效日期等。

（4）对家中自备药物，要分门别类，妥善保管，过期失效的一定要丢弃，不能再服用。严格对麻醉药物、肌肉注射或静脉注射药物的管理使用，一般不得随意在家自备自用注射药物。

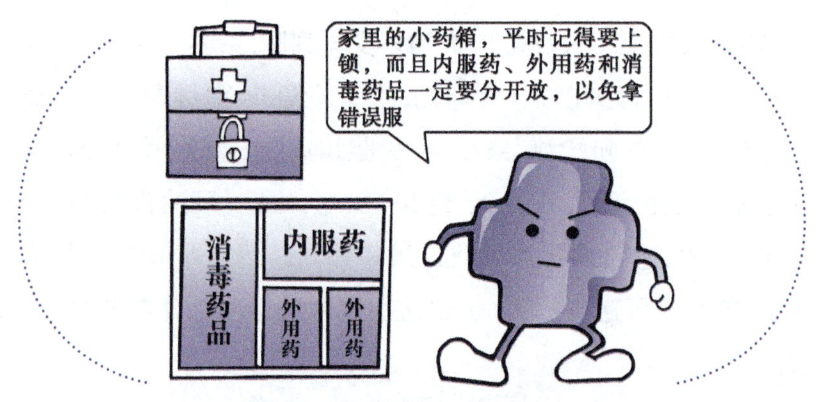

图15　注意保管好家庭药箱

（5）随着自我用药范围的扩大，非处方药（简称OTC），即某些药物经国家有关行政部门批准，不需要医师处方。病人及其家属可直接凭自我判断，按照药品标签及使用说明书就可以自行购买使用的药物。

由于这类药物具有“安全、有效、稳定、方便”等特点，目前在我国也越来越多，已颁布的中西药共有数百品种。OTC药物虽然具有很多优点，也不像处方药有较多的不良反应，但使用中并不意味着这类药物绝对不会发生问题，如抗组胺药（抗过敏药）均有不同程度的镇静作用，如果患者因病情需要又同时使用了作为处方药的镇静助眠药，就可能发生危险。还有不少退热、抗感冒的OTC药，都含有对乙酰氨基酚，该药剂量过大，可损害肝、肾功能。此外还有一些止咳药、抗胃酸药、轻泻药、减肥药等等，滥用也会造成不少危害。

因此，大家对OTC药物也要有正确认识，特别要了解常用OTC药物的

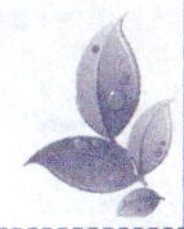

合理使用常识，仔细阅读药品外包装、说明书，了解其适应证、注意事项及不良反应，做到防患于未然。一旦出现有不良反应，应立即停止使用，及时向售药单位反映，并找医师诊治。

(6)“久病成良医”，一些长期服药的慢性病患者，对于自己用药的情况(用药品种、剂量、疗效、毒副作用等)较了解，但到医院就诊时，仍应主动向医师介绍平时用药情况及用药过敏史，以助经治医师用药时参考。

(7)老年人及儿童的药物自用，要特别慎重，家长不能将成人的用药随意自行用于儿童。老年人由于肝肾的代谢和解毒功能降低，药物的疗程和剂量也应与成年人有所区别。

(8)由于抗生素对病毒感染性疾病无效，所以，一般感冒千万不要滥用抗生素，如有特殊情况，一定要在医师指导下使用。

(9)激素(含外用激素)、催眠药的使用要严格遵医嘱，决不能擅自乱用。

(10)口服青霉素(如阿莫西林等)由于疗效好，价格适中，药店里随便可以买到，省去了到医院挂号、皮试等不少麻烦，已成为民众自购药中的主要药品。由于广泛使用，近些年来有不少报告由于未做皮试而发生严重过敏反应，甚至死亡者。因此，使用口服青霉素者一定要坚持做皮试。

七、血液安全，频繁亮起“红灯”

随着临床需求增加和医疗技术发展，输血及血液制品得到了广泛应用，加之人们普遍对血液安全性的认识不足，以及医源性感染的存在，经血传播的疾病也越来越多。

据目前了解，血源性传染病至少有以下几类。

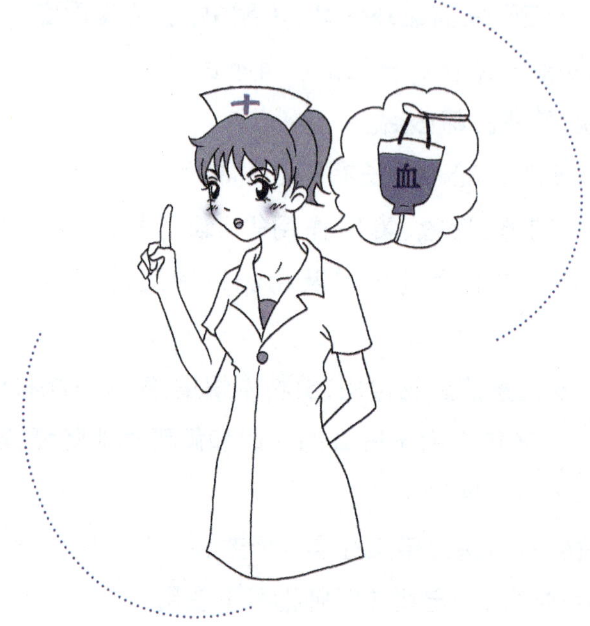

图16　输血的安全问题

输血及血液制品的广泛应用，以及人们普遍存在的对血液安全性认识不足，经血传播的疾病也越来越多。

病毒类：艾滋病、乙型肝炎、丙型肝炎、丁型肝炎、庚型（G型）肝炎、巨细胞病毒（CMV）、EB病毒、埃博拉病毒、冠状病毒（SARS）、人类T淋巴细胞病毒（HTLV-Ⅰ/Ⅱ）、人微小病毒病及其他慢病病毒（如库鲁病、疯牛病和变异性克-雅氏病等）。

寄生虫类：疟疾、巴贝虫病、弓形虫病、锥虫病及丝虫病（象皮腿）等。

细菌类（含螺旋体）：小肠结肠炎耶氏菌病，聚团肠杆菌病、布氏杆菌病、梅毒、回归热立克次体以及致病性真菌病。

虫媒经人血传播的疾病：疟疾、丝虫、乙型脑炎、登革热、黄热病、基孔肯雅热、黑热病、睡眠病、流行性斑疹伤寒、克里米亚-刚果出血热，还有埃博拉出血热、马尔堡病毒病等。

由医源性因素造成血源性感染的途径也不少，其中尤以输注了被感染

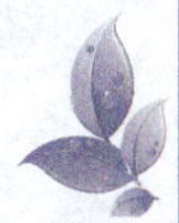

血及其制品者为最多。

根据世界卫生组织提供的资料，每年由于不安全的输血及不洁注射可使800万~1600万人感染乙型肝炎，230万~470万人感染丙型肝炎，以及8万~16万人受艾滋病病毒感染。仅以感染艾滋病病毒为例，就可以举出不少。

美国在1985年前，1.5万名血友病病人中，A型血友病有70%、B型有35%，因使用被污染的血液制品（凝血因子）而感染了艾滋病（约6400人）。

1980年以来，由于血液制品含有艾滋病病毒的世界性问题，成千上万的人因为输血而感染上了艾滋病病毒。这个数字在法国有3846人，其中直接因此死亡的近300人。同样，1985年法国全国输血中心主任加雷塔等，将明知带有艾滋病病毒的血输给1200多名血友病病人，造成一些病人死亡的事件。在1984~1985年间，法国至少有6000余人因使用血制品和输血而感染了艾滋病。法国人就此穷追不舍，竟将前总理和前卫生部长等高官推上了被告席。1999年3月9日，法国特别法庭作出判决，这位前卫生部长犯有过失杀人罪，但免受处罚。判决称，由于这位卫生部长当年在接到政府的命令后，没有马上下令全国的医院销毁那些未经检测的血液，从而造成至少350位法国国民因输血而感染上艾滋病病毒，所以他犯有过失杀人罪；同时，由于“15年来，他一直承受着公众批评的巨大压力，内心的折磨可以抵罪，所以不必另行处罚”。

1986年以来，以色列已有70多人因输血或使用血制品而感染了艾滋病。而后，德国、日本、加拿大等国也发生过类似情况。

我国年用血量已由800吨上升至1600吨。因此，血液的污染问题及控制血液传播疾病问题切不可忽视。

我国近10年来，因输血感染或由于单采血液发生感染艾滋病的事件也屡有发生。不少地方因此而引起不少医疗纠纷，其中比较突出的为河南省上蔡县文楼村，因私自偷采血浆而造成大批农民感染艾滋病的事件尤为严重。

不安全的注射，也是造成经血液传播疾病的一个重要途径。

为了便于理解“不安全注射”的含义，让我们了解一下什么是安全注射。

所谓“安全注射”（含静脉、肌肉、皮内或皮下）是指对接受者无害，不使卫生保健人员因接触而产生任何危险（如针头误伤医务人员），以及注射器所产生的废弃物对社区不构成危害。

世界卫生组织曾介绍与注射安全有关的一些数字，可以说明不安全注射对人体健康产生的危害，现介绍如下。

表1　与注射安全有关的一些数字

每年注射总数	120亿次（用于预防和治疗）
注射用于治疗与预防的比率	20∶1（注射的95%为治疗目的）
通过不安全注射易患的疾病	乙肝、丙肝、HIV/AIDS（艾滋病）
不安全注射引起病毒性肝炎比例	
乙型肝炎	摩尔多瓦：50%（1994~1995） 罗马尼亚：30%（1997） 印度：60% 中国台湾省：60%（1997）
丙型肝炎	埃及：>40%（1996）
因注射造成血源性途径传播的主要因素	治疗注射的过量使用 缺乏对危险性的认识 针管和针头的供应不足导致其重复使用
由于不安全注射每年的公共卫生估计费用	缺少安全的处理设施直接医疗费达5.35亿美元
每年由于不安全注射估计的死亡数	130万人
存在不安全注射的国家	波及全世界
存在针管针头经常再用的国家	非洲、亚洲和前东欧集团国家

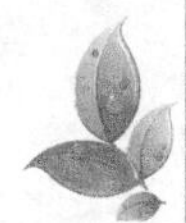

续表

不同地区重复使用针头的比例	前东欧集团：15% 中东：15% 印度：50% 中国：50% 非洲次撒哈拉地区：50% 东亚、太平洋岛屿：50%
为达到安全使用注射需支付的费用，包括	用于信息、教育和交通及开展/行为改变的运动
安全合理使用注射可节省开支，包括	提供充足注射用品废弃物处理设施 合理使用药物 通过合理使用口服药物而不用注射（包括人员费用） 通过慢性病毒感染的预防而造成的节约

世界卫生组织的《安全注射亚穆苏克罗宣言》指出，发展中国家儿童每年接受55亿次注射，其中占10%的免疫注射中有30%是不安全注射，而占90%的非免疫注射中不安全的高达50%。

目前我国儿童计划免疫疫苗种类和覆盖范围每年都在扩大。非计划免疫的疫苗及治疗性注射范围的儿童人数也在逐年增加。因此，重视不安全注射问题，应引起广大医务工作者及全社会的高度重视。

根据流行病学数学模型估计，在乙肝表面抗原携带者阳性率为10%的地区（我国现已超过10%），如果注射器和针头不消毒重复使用一次，婴儿完成计划免疫后乙肝感染率为9.8‰；如果重复使用4次，感染率可高达37.4‰；受乙肝表面抗原阳性携带者用过的针头刺伤，发生感染的机会约30%。

在艾滋病病毒感染率为1%的人群中，如果注射器和针头不消毒，重复使用4次，育龄妇女完成全程破伤风类毒素免疫注射（5次），艾滋病病毒的交叉感染率约为3.5‰。这里还有一个可怕的数字，就是在我国目前100万艾滋病毒感染者中，70%是由于共用注射器静脉吸毒造成的。

除了上述途径传播以外，还要特别指出的是，一些侵入性操作，如重复使用一次性输液器具、手术、针灸毫针等消毒不严，口腔科、妇产科、血液透析、器械、内镜及皮肤剃刀等消毒不严，也同样可以通过血液传播疾病。

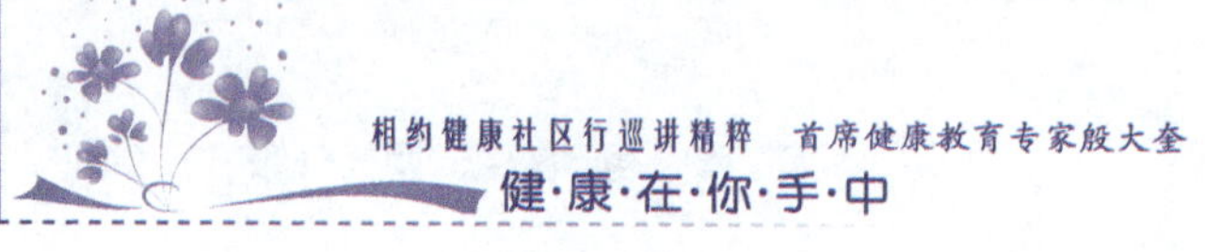

从上述情况可以看出，注重血液的安全性是关系到千百万人健康乃至生命的大事。

由于经血液传播的疾病这样多，更由于输血或不安全注射的特殊传播途径，稍不注意或偶然疏忽，就会造成不可逆的后果，因为血液输进体内后是再也拿不出来的。

尤其是对不安全的注射来说，有时注射的疫苗预防的是可治疾病(如麻疹、白喉、百日咳等疫苗预防的相应的传染病)，结果由于不安全的注射，给这些孩子污染了肝炎病毒，甚至艾滋病病毒等"不治之症"，则得不偿失。

血液安全问题在发展中国家显得更为突出。世界卫生组织前总干事布伦特兰女士在一次讲话中提到，全世界仍有千百万人得不到可靠和安全的血液供应。全世界80%的人口只能获取全球安全供血的20%，由此，特将2000年世界卫生日的主题定为："血液安全，从我做起"，可见世界卫生组织对这个问题的重视。

什么原因造成血液安全得不到保证呢？可能与下列因素有关：

(1)政府对血液安全重视的程度与血液的安全性关系极大。造成血液不安全的主要原因，在于一些国家的政府缺乏供血方面的保证和支持，导致安全血液义务献血者短缺，有偿卖血活动盛行，以及缺乏对血液制品质量的控制与检验。

(2)卫生保健人员缺乏有关血液安全知识的培训。

(3)有关无偿献血和输血及安全注射的知识宣传普及不够。

(4)缺少安全血液的自愿供血者和组织管理者。

(5)不合适的临床用血。据我的有限经验，目前在我国已接受输血的患者中，至少有1/3接受输血是多余的；有超过一半的患者不该输全血，而被输了全血(可用成分输血解决)。

(6)谋求单纯经济利益(尤以对一次性输液、输血器具不按要求的反复使用等)。

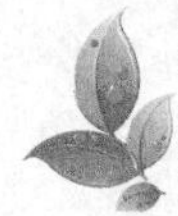

加强血液安全的措施应是全方位、综合性的。

世界卫生组织血液安全与临床技术部Emmanual主任提出了3个“A”的要求：

Available(即可以获得)；

Affordable(价格能够承受)；

Appropriately(血液使用恰如其分)。

他同时强调，除了政府、医疗卫生工作者外，还需对全民进行血液安全教育。这是预防、控制经血传播疾病的重要措施。普及献血的科学知识，让大众对输血及血制品的基本知识有所了解，使他们认识到输血及使用血制品必须严格掌握适应证，纠正长期有些民众认为输血可以“补身体”、“增强抵抗力”、“促进康复”、“输新鲜血最好”等片面认识。严格服从医师治疗医嘱，切不可随意在无适应证情况下，要求给自己输血或用血液制品。大力提倡并参与无偿献血，要严格禁止商业性卖血行为。广大献血者应严格遵守国家《献血法》规定，履行公民无偿献血的光荣任务，抵制、揭露“血头”、“血霸”组织买卖血行为。

作为广大医务人员，也要不断更新有关知识，摒弃并纠正既往一些陈旧乃至错误的观念，本着对人民大众健康负责的精神，学习输血的新理论、新知识、新技术，严格掌握适应证，节约用血，不折不扣地执行操作常规。

为更好地保证输血的安全性，在当前特别要强调的是：

(1)严格按照卫生部对《临床输血技术规范》的各项要求并严格执行；

(2)尽量减少输血，尤其是输全血；

(3)大力推广成分输血；

(4)提倡自体血液供应。其方法是：一些可选择日期手术的患者，术前先将患者血液抽出保留，在以后手术中或手术后用。

另一类是由于血液回收技术的发展，对一些急需输血患者，将自身刚失去的血液或术中的血液(如宫外孕、脾破裂等)，通过特别装置回收处理后，再回输给自身。

（5）少数病人可采用直接供血的方法，即指专门为某一特殊的或指定的病人献血。由于此种供血方式主要来自家庭成员、朋友或同事等，所以它相对于普通的异体供血者，患者接受的是“没有选择的、任意的”血供来说要安全一些。

（6）手术中应用各种血液稀释技术，推广血浆代用品在容量替代治疗中的应用。

（7）严格管理血液净化技术。目前我国约有血液净化机构2000家，血液净化技术包括胶膜透析、血液透析、血浆置换和血液灌流等，它虽是治疗抢救尿毒症、血液病、免疫性疾病、中毒患者的重要医学手段、如果对这些技术缺乏管理也是造成患者生命安危和血液安全隐患的危险因素。因此，必须要加强行业系统化、规范化、标准化建设。

（8）世界卫生组织对于SARS和用血安全的建议：虽然SARS病例的传播不可能归咎于不安全的血制品或血液衍生物，但是理论上存在SARS病毒可以通过血制品传播的风险。

因此，世界卫生组织的血液安全和临床技术部门，就SARS而言，理论上有通过输入血液制品传播的危险性，于2003年5月15日发出以下倡议：

1）SARS患者在康复和停止治疗3个月之内不应成为供血者；

2）SARS疑似病例在完全康复和停止治疗1个月方可采血；

3）对与SARS患者有过密切接触，或曾去过疫区的人，也必须至少观察3周后方可采血；

4）供血者在采血后1个月内若被诊断为疑似或极可能SARS病例，应停止使用其所提供的血制品；

5）如果供血者在供血后1个月内出现SARS症状，其血制品若被使用，此时要对血制品接受者进行随访。

这些建议也作为器官、组织、细胞移植筛选标准的基础，重视预防措施，尤其对新近来自疫区的旅游者要进行详尽的询问，应向病人说明移植手术的利弊。

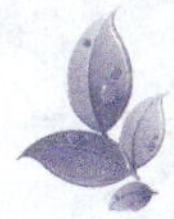

附：国家卫生部输血指南（2000年）规定：

Hb（血红蛋白）>100克/升：不必输血。

Hb <70克/升：应考虑输入浓缩红细胞。

Hb 70~100克/升：根据病人代偿能力、一般情况和器质性病变决定急性大出血（出血量>30%）：可输入全血。

多数出血情况<1000毫升时，只需人工血浆，以保证充足的携氧能力。

在安全注射方面，有条件的医疗单位，应严格执行一次性注射器及输血、输液器械的做法，并在使用后按要求毁型处理。坚决杜绝将使用后的一次性医疗器具不经处理重新使用。在一些边远贫困地区，实在无法使用一次性器具者，输液和注射器具必须严格清洗消毒，并执行"一人一针一管一注射"的方法。

吸毒，特别是公用注射器静脉吸毒者，传播经血传播疾病的危害是非常严重的。我国艾滋病感染途径以经血传播为主（75.1%），主要是静脉注射毒品，占68.0%，经采血（浆）途径感染人数为7.1%。

根据我多年防治艾滋病的经验，在一些静脉吸毒严重及艾滋病高发区，如果5~10人的吸毒人群中，采用公用注射方法静脉吸毒，其中只要有1个 HIV阳性者（即艾滋病病毒携带者），则这个人群中共用注射器吸毒的危害是：共用1次注射针头可以使原1/10（即10%，一个HIV阳性，另9个HIV阴性）阳性者变成30%阳性；共用2次，可达40%~50%；共用4~5次，HIV阳性者即可变成90%~100%。也就是说10个吸毒人群中，只要有1个HIV阳性者，那么采用一个针头静脉吸毒5次后，就可把原来10个人中的9个HIV阴性者，几乎全部感染成为阳性。这是非常危险的。

所以，奉劝吸毒的朋友们，一定要痛下决心，尽快配合有关部门戒毒；同时奉劝现在仍在偷偷共用注射器的静脉吸毒者，赶快停止共用注射器，否则过不了多久，一些目前难治的、经血传播的传染病，就要找上你，到那时将会更加麻烦。

最后，还要对大众提醒几句，那就是由于目前经血传播的疾病越来越多，仅乙型肝炎病毒在我国居民中感染率就达15%，乙肝病毒携带者占全世界携带者总数的1/3。所以，我们要特别注意一些看似“小问题”的问题，如在外理发时，千万不要共用剃刀；平时生活中，要注意个人卫生，不与他人共用牙刷；生病时绝不能到无证游医处就诊等。

我国已从2002年起将乙肝疫苗注射正式纳入儿童计划免疫。从近10年来的新生儿乙肝疫苗在我国推行的情况看，免疫效果十分可靠，避免了千百万儿童感染上乙肝。

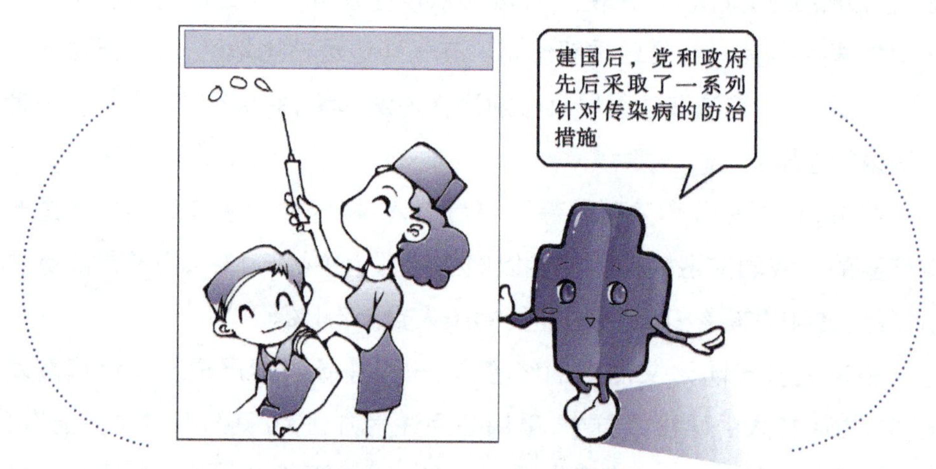

图17 疫苗注射防传染病

最后，我想谈谈血浆蛋白制剂的临床应用问题。一段时期以来，不知道是什么原因，把白蛋白、球蛋白应用当成“补身体”、“提高免疫力”、“增强抵抗力的灵丹妙药”，不少患者，特别是儿童和老人，到医院看病，主动提出希望能用点白蛋白或球蛋白，不少医师也为迎合病人“要啥给啥”，在那些免疫蛋白制品紧缺的年代，这些生物制品更成了抢手货。

血浆制品到底有没有那么“神”，滥用会造成什么问题，如何才算合理使用呢？

血浆蛋白制剂通常包括白蛋白制剂和免疫球蛋白制剂。白蛋白制剂

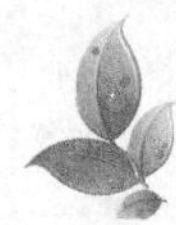

是由乙型肝炎疫苗免疫健康人的血浆或血清，低温乙醇分离提取，60℃温度下，加热10小时，灭活病毒制成的血浆蛋白质制剂。白蛋白原料血浆是经过严格检测的，一般认为不会因输注白蛋白而传播疾病。

白蛋白通常用在抗休克治疗（起到增加血容量）、烧伤（血管渗透性增加造成血液浓缩，血管外水分和盐分进入细胞，造成细胞水肿，而输注白蛋白是解决细胞水肿）、成人呼吸窘迫综合征（补充丧失的白蛋白），以及由于肝、肾功能不良而引起的低蛋白血症等。

虽然白蛋白用途较广，又较安全，所以平时易造成滥用。实际上，它是在缺乏时才用，并没有滋补身体，更没有增强抵抗力的作用。相反，不需要用时用了，或需用时补多了，一方面会造成浪费，另外还会增加血液循环和心脏的负担，对身体造成危害。

免疫球蛋白制剂是由乙型肝炎疫苗免疫的1000人份以上的健康者血浆或血清，经低温乙醇法提取的免疫球蛋白制剂，含有免疫球蛋白90%以上。免疫球蛋白分为3类：①正常免疫球蛋白（丙种球蛋白）。②特异性免疫球蛋白。③静脉注射免疫球蛋白。

正常免疫球蛋白是自大批量正常人血浆中提取的，其中抗体与采血浆地区人群的正常抗体相同，不同地区、不同人群、不同时期提取的丙种球蛋白，其抗体种类与滴度不同，因此，用它防治疾病只能与所采血浆地区人群的抗体所对应疾病有效，否则无效。

如2003年SARS流行期间，一些人毫无针对性地使用丙种球蛋白。由于SARS是新发传染病，此前没有人患过，当然就更谈不上这些人群血浆中含有抗SARS病毒的抗体，因此，肯定是没有效果的，所以千万不可盲目地使用。

特异性免疫球蛋白的免疫作用范围单一，针对性强。像SARS流行后期，用患过SARS现已康复的病人的血浆，提制出专门具有抗SARS病毒的抗体，用于治疗现病的SARS病人。既往也用这个办法，用于抗严重绿脓杆菌感染的，是用烧伤康复患者的血浆提制，这是因为此类患者往往在病程中合并有严重绿脓杆菌感染，所以，病愈后血液中有专门抗绿脓杆菌的抗体。因此，对这类特异性免疫球蛋白的应用，更是要慎重，否则不但无效，还可能出现其他不良反应。

静脉注射免疫球蛋白是近些年来出现的，由于能静脉注射，曾被有人过度宣扬。这种球蛋白必须经过严格病毒灭活，由于使用途径是静脉注射，且使用剂量也往往偏大，因此，如使用不当引起的危害就会更大。

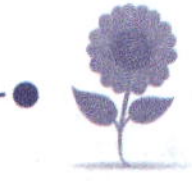

八、精神卫生浮出水面，不再是一个“被遗忘的角落”

在谈到心理健康标准前，使我想起大学同学，现北京安定医院原院长蔡焯基教授送给我的一本书，这本书的名字是《一颗找回自我的心》。作者是美国心理卫生运动创始人克利福德•比尔斯。

在这本书里，作者记录了他患精神疾病住精神病院前后的种种遭遇，以及内心的思考和体验。此书首版于1908年，此后接连再版，迄今为止已再版50余次，被称为全世界心理卫生运动的“开山之作”。

作者在书中提到：许多人不理解心理卫生运动为什么对每个人都有重要意义。

为了说明这个问题，他专门摘录了哈佛大学精神病学教授C•麦克菲•坎贝尔博士的一段话，可帮助我们进一步了解心理卫生的广泛内容，从而对理解和执行心理健康的标准有所帮助。这段话的译文是这样的：

“心理卫生不仅涉及那些严重的需要在州立医院治疗的精神疾病患者，它也涵盖其他的精神不正常者，当然这并不意味着必须把这个人与社会隔开。只要疾病的根源在精神方面，那么就是精神疾病。如果一个人因为令人不愉快的事情而头痛，那么这类疼痛也是一种精神疾病。如果一个人由于灰心丧气而背部持续疼痛，有不确定的感觉，并希望从患病中得到好处，而不想发奋工作，那么他同样是患了一种精神疾病。”

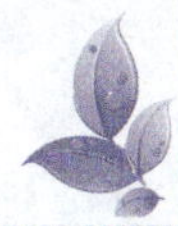

以上这段内容的意思，是否可以理解为心理健康是指一种持续的、积极的内心体验，以及良好的社会适应，能够有效地发挥个人的身心潜能和社会功能等内容，其内涵十分宽广而精深，故要制定一个统一标准是困难的。

同时，由于时代在发展，人们对健康内涵的理解逐步深化，因此，对心理健康的标准也将日臻完善。现将收集并筛选的一些中外标准，分述如下，供参考。

古人虽未提出心理健康的标准，但提出了心理健康的重要意义。《黄帝内经》中的《素问·移精变气论》说：“得神者昌，失神者亡”。《灵枢·邪客篇》说：“心者，五脏六腑之大主也，精神之所舍也”。

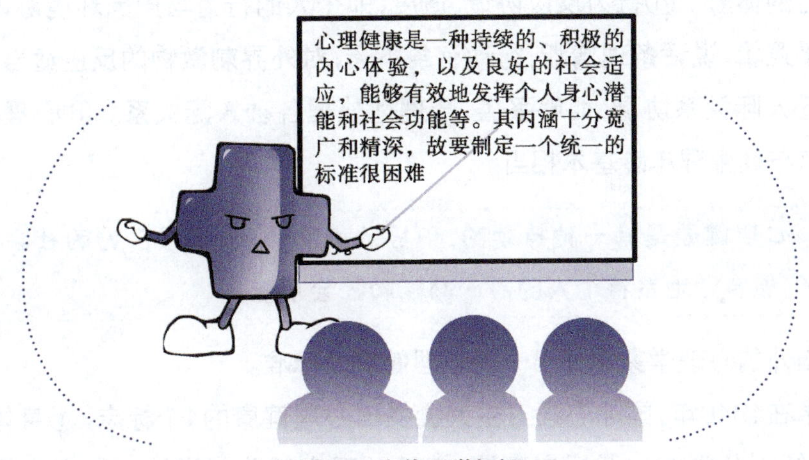

图18 宣传医学知识

张介宾在《类经》中指出：“心为脏腑之主，而总统魂魄，并主意志，故忧动于心则肺应，思动于心则脾应，怒动于心则肝应，恐动于心则肾应，此所以五志唯心所使也”；又说：“情志之伤，虽五脏各有所属，然求其所由，则无不从心而发”。

历代医家多有阐述的“养心”、“养生”理论，均可视为古人的心理健康标准。比如，聂世茂在研究《内经》后总结出9条标准，即：①经常保持乐观心境，“心恬愉为务”，“和喜怒而安居处”。②不为物欲所累，“志闲而少欲”，“不惧于物”。③不妄想妄为，“淫邪不能惑其心”，“不妄作”。④意志坚强，循理而行，“意志和则精神专直，魂魄不散”。⑤身心有劳有逸，有规律生活，“御神有时”，“起居有常”。⑥心神宁静，“恬淡虚无”，“居处安静”，“静则神藏”。⑦热爱生活，人际关系好，“乐其俗”，“好利人”。⑧善于适应环境变化，“宛然从物，或与不争，与时变化”。⑨涵养性格、陶冶气质，克服自己的缺点，“节阴阳而调刚柔”。

我国精神卫生学者汤宜朗将心理健康标准概括为6个方面：①智力活动在常态范围，即虽然不一定很智慧，但至少不在弱智范围。②情绪反应在常态范围，即个人的喜怒哀乐与周围环境协调，与自己的认知活动和内心体验协调。③意志品质比较健全，在行为上有自觉性、果断性、顽强性和自制力的体验。④行为反应协调、适度，即个人的行为与周围环境协调，思维合乎逻辑，说话条理清晰，行动有条不紊，对外界刺激物的反应适当而适度。⑤人际关系协调，能够妥善、合理地处理各种人际关系。⑥心理活动的特点与其生理年龄基本相当。

心理健康是指一种持续的、积极的内心体验，以及良好的社会适应，能够有效地发挥个人的身心潜能和社会功能。

国外的心理学家也提出一些心理健康的标准。

早在1946年，国际心理卫生大会提出心理健康的4个标志：①身体、智力、情绪十分调和。②适应环境，人际关系中彼此能谦让。③有幸福感。④在工作和职业中，能充分发挥自己的能力，过有效率的生活。

美国心理学家奥尔波特提出了6条标准：

（1）力争自我的成长。

（2）能客观地对待自己。

（3）人生观的统一。

（4）有与他人建立和睦关系的能力。

（5）能获得人生所需的知识和技能。

（6）具有同情心，对生命充满爱。

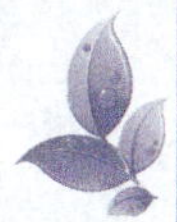

美国心理学家马斯洛提出心理健康的10条标准是：

（1）充分的安全感。

（2）充分了解自己，并能恰当估计自己的能力。

（3）生活目标切合实际。

（4）不脱离周围现实环境。

（5）能保持人格的完整与和谐。

（6）善于从经验中学习。

（7）能保持良好的人际关系。

（8）能适度地宣泄情绪和控制情绪。

（9）在符合团体要求的前提下，能发挥个性。

（10）在不违背社会规范的前提下，能适当地满足个人的基本需求。

综上所述，我国心理学家颜世富将心理健康归纳为12个方面的内容：

（1）智力正常。

（2）有安全感。

（3）情绪稳定，心情愉快。

（4）意志健全。

（5）对自己有充分了解，并作出恰当的评价。

（6）适应能力强。

（7）能面对现实，正视现实，乐于学习、工作、社交。

（8）人际关系和谐。

（9）人格完整和谐。

（10）睡眠正常。

（11）生活习惯良好。

（12）心理和行为与年龄相符合。

作为科学术语，心理与精神指的是同一概念，心理卫生与精神卫生是同一个意思。心理卫生是临床精神病学的扩展，既包括防治各类精神病，也包括减少和预防各类不良心理及行为问题的发生，提高普通人的心理健康水平。很多人选择“心理”代替“精神”一词，是为了适应大众不愿意联想到“精神病”的心态。

精神障碍是一类严重危害群众身心健康的疾病。按照国际疾病诊断与分类第10版中的精神与行为障碍分类，共分为10大类，78个小类别。其中精神分裂症、抑郁症、酒精和药物依赖、阿尔茨海默病，以及青少年行为问题等是我国患病率最高和危害最大的精神和行为障碍。

全球约有4.5亿人患有神经、精神疾病，占人口总数13.47‰的重性精神病患病率，35.18‰的神经症患病率，共占全球疾病负担的11%，造成功能残缺疾病的前10位中有5个属于精神障碍。

我国目前精神疾病患者约有1600万人，还有约600万癫痫患者。神经精神疾病在我国疾病负担中排名首位，约占疾病总负担的20%。此外，受到情绪障碍和行为问题困扰的17岁以下儿童和青少年约有3000万，妇女、老年人、下岗、失业、受灾群体以及这次SARS病患者和参加救治的医务人员等人群特有的各类精神和行为问题，也都不容忽视。

国内外研究提示，心理与行为问题增长的趋势将继续。根据世界卫生组织推算，中国神经精神疾病负担到2020年将上升至疾病总负担的1/4。由此可见，精神卫生问题不仅是一个重要的公共卫生问题，而且也是一个突出的全球性的社会问题。

全社会应建立自杀干预支持体系。心理健康教育是预防自杀的最重要途径，寻求形成全社会支持网是对高危人群给予及时干预的一个行之有效的措施。

上面提到精神卫生包含各类神经精神疾病，同时也包含有预防各种不良的心理和行为发生。

心理平衡对我们现代人来说是个大问题。我认为适当的压力有正性作用，但是压力过大会出问题。现在好多亚健康状态，问题都出在压力过大，压力包括工作压力、生活压力等。怎样来解决好这个问题，这里有几点建议，第一，要保持良好的心态，要善于解放自己，快乐源于舍弃，无所得来就无所失。

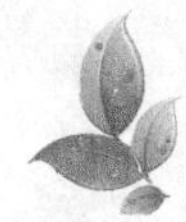

尽管我们对某些东西有追求，但不能理想化。一要适可而止，二要活在当下。有人统计，40%的忧患是关于未来，30%是关于过去，22%是源于微不足道，4%是面对不了现实，其实再怎么担忧也是改变不了的，还有4%是正在做的事情。所以如果把过去、未来的没得到的、威胁不到的、办不到的事情去掉，我们就会活得轻松了。所以要好好地分析一下这个问题，不能所有事情都着急。三要多包容、少积怨，香港星云大师当下的心境，“人间讲和美，民事求包容”。包容是自我解压的一个良药，对己无害，对他人有益，所以不原谅自己就等于给别人一个伤害你的机会。生气是拿别人的过错来惩罚自己。要调整心态，要减压就要放下架子换位思考。我们现在的生活环境应该说各方面都是不错的，要比上不足，比下有余，这不是中庸的思想。在处理心理问题上，一定要这样想，比如晋升问题，你想当司长，可有几个司长？你想当部长，可部长又有几个呢？很多时候它靠的是能力、机遇，还有各方面的因素，所以不能总向上攀，只想好的。否则目的达不到，就会整天焦虑，对健康有影响。

还有运动，对缓解压力有很好帮助。我们一定要安排一定时间来运动，运动能够改善我们的情绪，使各个方面得到很好的调整。快乐与否是一个人的心态问题，幸福是一种见仁见智的感受，操作完全在自己。所以英国一位作家说：“生活就是一面镜子，你对它哭它就对你哭，你对它笑它就对你笑。”所以有些人虽然贫穷，但他们活得很幸福，有些富人物质上很富有，但生活很痛苦。所以快乐与否不单是一个经济问题。有些人虽然贫穷，但他的朋友很多。这几年多次去过长寿地区，长寿的老人们有一个共同的特点，就是心理状态特别好。他们的生活并不富裕，但是家庭很和谐，三、四代人，老人心里很满足，他们觉得尽到了一个社会的义务，这些后生们很尊重他们，很关心他们，所以这是让他们长寿的一个重要原因。另外要减压消愁，还要找人倾诉，必要时可以发泄。所以说关于眼泪，被风吹流泪，眼内掺进沙子流泪，高兴流泪，痛苦流泪，虽然都是眼泪，但其成分是不一样的。美国心理精神学家研究发现眼泪可缓解人的压抑感，痛苦时，泪水中含有两种重要的化学物质，即脑啡肽复合物及催乳素。悲伤时眼泪包含大约25%的多余蛋白质，它们以激素的形式存在。痛苦时这些成分是对身体有害的，如儿茶酚胺、肾上腺素、去甲肾上腺素等物质。同时，还要学会感恩，多为他人着想也是一种减压排忧的好办法，增强敬畏、抑制狂妄，就会少仇恨。感恩使人升华，给人带来愉悦。

最后一点建议是遇到困难、挫折和压力时应理性分析原因，影响程度等，重新认识和评价一生中有价值的东西和对社会的贡献。以前一位学者告诉我们，用矿泉水瓶灌满黄河水，初看起来水很浑，结果放置一段时间后发现瓶水4/5已变清澈，只有下面1/5沉淀着泥沙。说明人的一生绝大部分是成就，是贡献，是幸福。这样想比初看浑水时的感受就完全不同了。

精神类疾病大家比较容易理解，它包括精神分裂症、抑郁症、老年期痴呆、酒精依赖和药物依赖等。

下面简要谈一下几个常见的精神疾病：

（1）精神分裂症：顾名思义，就是病人在精神上发生了“分裂”，精神活动变得不协调，但病人意识是清醒的，不糊涂的，且智能上一般不受影响，不会变“傻”。精神分裂症是一种病因尚未完全阐明的常见精神疾病，多起病于青壮年。

该病约占我国住院精神病人的50%左右。1993年的流行病学调查显示，精神残疾者中82.5%是由精神分裂症所致。在我国，精神分裂症的患病率居各类精神疾病（不包括神经症）首位。1982年我国精神分裂症的终生患病率为5.69‰，1993年上升为6.55‰。在我国15岁以上的人口中，城市的精神分裂症时点患病率及总患病率均明显高于农村，前者为7.11‰和6.06‰，后者为4.26‰和3.42‰，差别有显著性。

（2）抑郁症与双相情感障碍：抑郁症是以心境低落为主要特征的一种精神疾病，伴有焦虑、激越、无价值感、自杀观念、精神运动性痴呆、各种躯体症状和生理功能障碍。临床表现主要为丧失兴趣、疲乏无力、自我评价过低、无助感、自杀观念、自杀行为以及精神活动呈现为普遍抑制状态等。

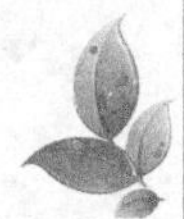

该病的躯体症状复杂多变，通常有多部位的不适或疼痛、胃肠症状、不明原因体重减轻、睡眠障碍、性功能减退以及一些自主神经功能紊乱的表现。双相情感障碍是以情感高涨（躁狂）与情感低落（抑郁）交替或同时出现的一种精神疾病，情感高涨时可伴有兴奋、冲动，甚至毁物、伤人等表现。我国抑郁症患病率最低估计为2%，即全国现有2600万患者。调查表明，抑郁症患者的自杀率约为10%~25%。抑郁症为复发性疾病，年复发率在30%以上，即全国每年有近800万人复发，其中30%严重者需住院治疗。

在美国，抑郁症的患病率也相当高，2003年《美国医学杂志》抑郁症特刊报道，平均每6个美国人中就有1个曾经或正在受抑郁症的困扰。由于员工心情不好导致的工作效率低下，每年使公司损失300亿美元。在美国国家精神疾病研究所主持的一项研究中指出，目前，包括轻度的抑郁症在内，这种疾病在全世界的患病率约为11%。抑郁症的病因及发病机制研究提示，生物因素与负性心理社会因素相互作用导致疾病的发生与发展。

由于该病高度的隐蔽性，不少患者被误为思想问题，对工作不安心，因而得不到及时发现与治疗。在美国只有一半的抑郁症患者接受了治疗，而这些接受治疗的患者中只有一半接受了正确的治疗。在我国及时诊断和接受治疗的就更少了。由于不能得到及时诊断与有效治疗，大多数病人的病情进一步发展，造成自杀和自残等严重后果。全球的研究结果均显示，抑郁症是引起自杀的头号诱因，在我国自杀的案例中，高达70%的患者是因抑郁症自杀的。

自杀死亡率10年间有明显上升。1982年全国抽样调查，平均每年自杀死亡率为8.5/10万，1993年上升为22.2/10万。2000年11月《健康报》报道：我国每年有100万人自杀未遂，死于自杀者已超过20万人。且自杀人数呈逐年上升趋势，其中妇女自杀率高于男性，是男性的2倍。农村自杀高于城市，是城市的5倍。

15~34岁是自杀高发年龄。学生自杀问题严重。一项中小学生心理问题调查显示，有自杀倾向者占14.3%。引起自杀的直接或间接原因中，占第一位的是家庭纠纷，已超过50%。其次是精神疾病，再次是人际关系和躯体疾病。

95%的自杀者选择服药自杀，其余5%包括跳楼、自缢、溺水、割腕等。

随着经济的发展，家庭模式的转变，升学、就业、婚恋、求职、下岗、再就业等诸多社会应激因素干扰着现代人，致使一部分人产生浮躁、忧郁甚至悲观厌世的不健康心理，最终选择自杀作为解脱。

（3）老年期痴呆：是一种发生在老年期由于各种病因所致的以痴呆为主要临床表现的一组疾病。老年期痴呆又分为老年性痴呆（即阿尔茨海默病）和血管性痴呆（也称为多发性脑梗死性痴呆）。根据世界卫生组织资料，老年期痴呆的患病率为6‰~8‰。

下面简要介绍一下老年性痴呆。

该病是一种病因未明，病情发展随时间加重的精神性疾病。在美国，老年性痴呆已成为老年人第4位的主要死因。由于人均寿命延长，老年人口迅速增长，该病的患病人数不断增加，已构成许多发达国家和发展中国家主要卫生保健和社会问题。我国65岁以上老年人中该病的患病率为3%左右，已与发达国家接近。目前，我国城市有不足10%的老年性痴呆患者在各种养老和康复机构接受护理，大多数患者在家庭由亲人或看护人照料，还有极少数因缺乏照料而放任自流。因此，这类特殊的慢性老年性疾病对社会、对家庭的影响都很大。

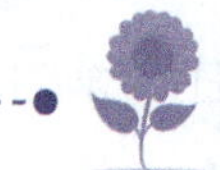

九、对照WHO的健康标准，你健康吗

人们越来越认识到，健康和生命质量（即生活质量）甚至比长寿更重要。

但是，如果向您提出一个简单的问题：什么是健康？恐怕答案就不同了。

有人说：没病，就是健康。当然，他们在这里指的是躯体上的疾病，比如感冒、肺炎、高血压、心脏病、糖尿病等。

仅仅无躯体上的疾病算不算健康呢？

可以反问一句作为回答："精神病病人属于健康人吗？"即使患有忧郁

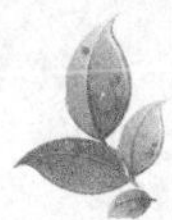

症、恐惧症等神经症，也算不上健康人。在激烈的社会竞争面前，个别人终日惶惶无措，处理不好人际关系，最终以逃避现实或极端的方法，如自杀弃世，这样的人同样不能属于健康人。

早在半个世纪之前，世界卫生组织就健康作出了全面、完整的定义：健康不仅是没有疾病和虚弱，而是保持体格方面、精神方面和社会方面的完美状态。可见，健康既包括了躯体完好、心理平衡，也包括了良好的社会适应能力。缺少其中任何一项，也不是圆满的健康。

为此，世界卫生组织制定了衡量健康的10项标准。对照一下：您是否健康。

（1）有充沛的精力，能从容不迫地担负起日常生活和繁重的工作，而且不感到过分紧张和劳累。

（2）处事乐观，态度积极，乐于承担责任，事无大小，不挑剔。

（3）善于休息，睡眠好。

（4）应变能力强，能适应外界环境的各种变化。

（5）能够抵抗一般性感冒和传染病。

（6）体重适当，身体匀称。站立时，头、肩、臀位置协调。

（7）眼睛明亮，反应敏捷，眼睑不易发炎。

（8）牙齿清洁，无龋齿，不疼痛，牙龈颜色正常，无出血现象。

（9）头发有光泽，无头屑。

（10）肌肉丰满，皮肤有弹性。

1999年世界卫生组织制定的健康标准是：

躯体健康“五快”：吃得快；走得快；说得快；睡得快；便得快。

（1）吃得快：进食时有良好的胃口，不挑剔食物，能快速吃完一餐饭，但不是狼吞虎咽。

（2）走得快：行走自如、步伐轻捷。

（3）说得快：思维敏捷、说话流利、口齿清楚、表达正确。

（4）睡得快：入睡快，睡眠质量高，醒后精神饱满。

（5）便得快：大小便通畅，便时无痛苦，便后感轻松。

心理健康"三良好"：良好的个性；良好的处世能力；良好的人际关系。

（1）良好的个性：心地善良、乐观处世、为人谦和、正直无私、情绪稳定。

（2）良好的处世能力：观察事物客观现实，有良好的自控能力，能较好地适应复杂环境变化。

（3）良好的人际关系：助人为乐、与人为善、心情舒畅、人缘关系好。

中华医学会老年学分会提出健康老人10条标准：

（1）躯干无明显畸形、无明显驼背等不良体形，骨关节活动基本正常。

（2）无偏瘫、老年性痴呆及其他神经系统疾病，神经系统检查基本正常。

（3）心脏功能基本正常，无高血压、冠心病及其他器质性心脏病。

（4）无慢性肺部疾病，无明显肺功能不全。

（5）无肝肾疾病、内分泌代谢疾病、恶性肿瘤及影响生活功能的严重器质性疾病。

（6）有一定的视听功能。

（7）无精神障碍，性格健全，情绪稳定。

（8）能恰当地对待家庭和处理社会人际关系。

（9）能适应环境，具有一定的交往能力。

（10）具有一定的学习、记忆能力。

美国老年学会曾于20世纪末提出"老年保健标准"：

（1）目的：生活有目的，精神有寄托，无所事事有损健康。

（2）锻炼：一是体能锻炼，坚持体操或散步，活动每块肌肉、全身关节；二是头脑锻炼，每天看书报或学习，如绘画、园艺、钓鱼等；三是精神活动，回忆过去或幻想未来，努力尝试探讨一个新问题或新概念，将自己融入丰富的世界而不是游离于现实生活之外。

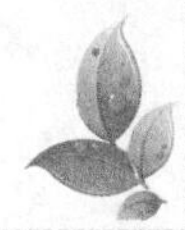

不运动是不行的，动得过度也是有害健康的。我们的运动，应该坚持这么几个原则，因地制宜、因人制宜、因病制宜、因时制宜、循序渐进、持之以恒、适可而止。要掌握好这么几个原则，而有些人就是在这个运动上没掌握好出问题的。有位领导喜欢游泳，这本是很好的有氧运动，因为出差几天没游，回来想补齐，结果第二场还没游完就死了。怎么才算适当的运动？其实就是每周至少3次，每次半小时以上的运动，太短了不行，最好做有氧运动。什么叫有氧运动？平时坐着是正常的氧耗量，有氧运动就是在正常的氧耗量上再增加氧的需求，活动量要大，活动量大时对氧的需求就多了，有氧运动通常是在原需氧量的基础上再增加60%，但是要适可而止，如果太多了就造成缺氧，氧气就供不上，进而葡萄糖酵解，产生乳酸，运动过量以后，会出现腿痛，其实是机体的保护，运动过量了，乳酸刺激你，让你不想动。通常我们可以快走、慢跑、骑自行车、游泳，年轻人可以爬山、打拳、跳舞或打羽毛球、乒乓球。怎么才算适量呢？最简单的方法就是两个人去做运动，在运动的时候，感觉说话有点困难了，这个量就足够了。还有就是数心率（在运动停下10秒钟内），如果50岁以下的人，用180减去年龄，运动后10秒钟内数你的心跳，50岁的180，心率达到130，不要让心跳过快，50岁以上的用170减去年龄。

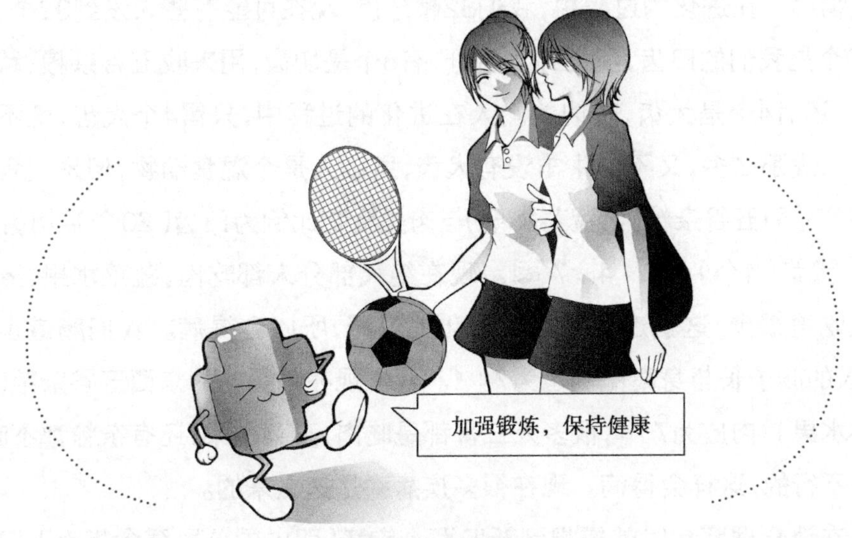

图19　保持健康

（3）娱乐：学会“玩”，玩得投入、放松、愉快、潇洒。保持心情舒畅，快乐时开怀大笑。

（4）睡眠：按时入睡、按时起床、尽量不用安眠药。睡眠时间因人而异，以醒后感觉舒服为标准。白天也应注意休息和放松。

（5）空气：不吸烟。室内常通风换气，保持生活环境空气新鲜，还常到大自然中呼吸新鲜空气。有意进行有规律的深呼吸训练。

（6）营养：定时定量摄取科学营养的膳食，提倡平衡饮食，包括奶、肉、蛋、水果、蔬菜和五谷杂粮，做到低脂肪、高蛋白和少盐。

合理膳食

食物是身体的能量和营养的主要来源，民以食为天，营养素分宏量营养素和微量营养素，人体所需要的能量主要是来自宏量营养素，就是通常指的三大物质碳水化合物、蛋白质和脂肪。微量营养素主要是矿物质和维生素。这是大家比较熟悉的，维生素里面有脂溶性维生素，像维生素A、维生素D、维生素E和维生素K，还有水溶性维生素，如维生素B、维生素C。所以，现在有些女同志一谈到脂肪就非常害怕，从维生素这个角度讲，缺乏脂肪，这些脂溶性维生素就会缺失，人体主要需要的能量就是来自这宏量的三大物质。在进化的过程中，我们32颗牙齿，现在可能有些人没到32个，其中20个是我们的臼齿，我们称为磨牙，有8个是切齿，用来咬五谷杂粮、蔬菜水果，还有4个是犬齿，咬肉的。人在进化的过程中，只留4个犬齿，既不像狮子老虎那么多，又不像牛羊没有犬齿，所以人是个混食动物，但是混食要掌握分寸即五谷杂粮（含蔬菜水果）与肉类食物比例为臼齿（20个）+切齿（8个）：犬齿（4个）=28：4＝7：1。现在绝大部分人都吃肉，蔬菜水果、五谷杂粮吃得很少，这就违背了祖先进化的过程，所以会得病。我们肠道也一样，人的肠子长与身高比例也为7：1。我们现在每餐吃的东西五谷杂粮（含蔬菜水果）：肉应为7：1，很多人三餐都是吃肉，蔬菜水果，还有杂粮都不吃，这是不行的，这样会得病。现在很多疾病都是这么来的。

在谈合理膳食时就要想到新旧两个宝塔（即中国公民膳食指南），旧的

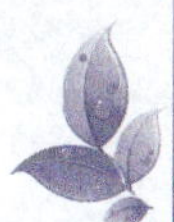

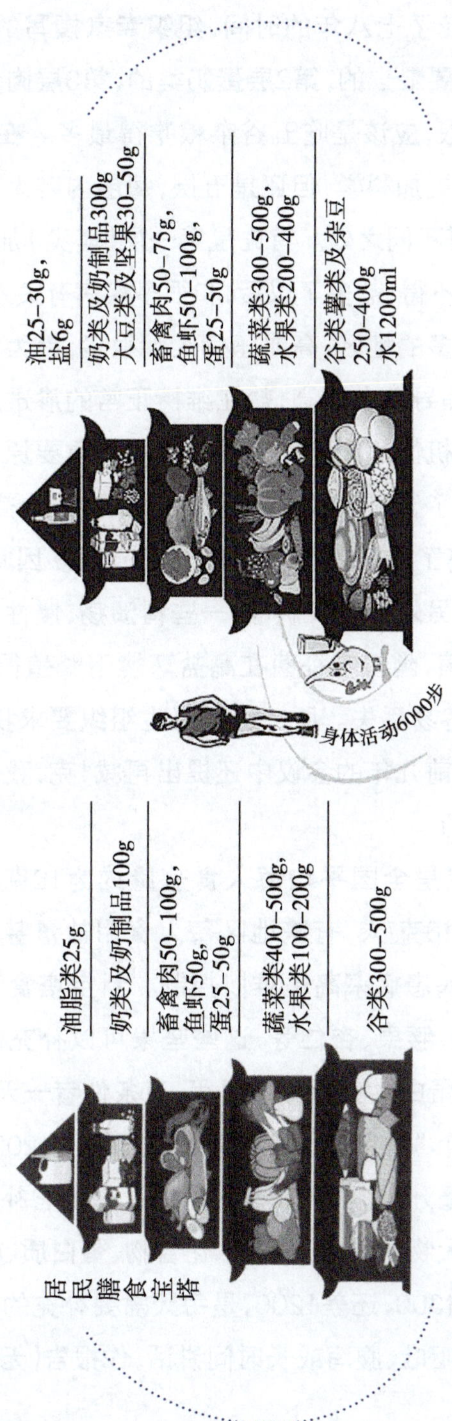

居民膳食宝塔
油脂类25g
奶类及奶制品100g
畜禽肉50–100g，
鱼虾50g，
蛋25–50g
蔬菜类400–500g，
水果类100–200g
谷类300–500g
油25–30g，
盐6g
奶类及奶制品300g
大豆类及坚果30–50g
畜禽肉50–75g，
鱼虾50–100g，
蛋25–50g
蔬菜类300–500g，
水果类200–400g
谷类薯类及杂豆
250–400g
水1200ml
身体活动6000步

图20 新旧宝塔

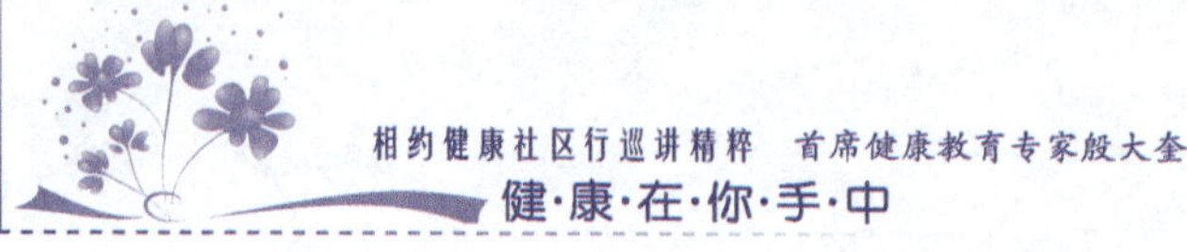

宝塔是我在卫生部时花了七八年的时间，组织专家撰写的，宝塔有5层，宝塔尖是油脂类的，是需要最少的，第2层蛋奶类的，第3层肉食类的，第4层蔬菜水果，第5层五谷杂粮，应该是吃五谷杂粮吃得最多。在2007年，卫生部又将其重新修改，使之更加科学，但还是五层，每层内容大同小异。下面主谈一下新宝塔与旧宝塔不同之处。首先是第一层（塔尖）加了盐6克/天。

盐缺不得，盐也多不得，盐多了以后，和很多疾病有关系，特别是高血压病。所以，凡是盐摄入多的地区，高血压病人就很多，因为肾脏对盐有特殊的敏感性可使血管收缩导致血压高，盐在维持正常的渗透压过程中非常重要，正常的渗透压是使机体的细胞能够良好运转的重要原因。如果渗透压变化了，比如说盐吃多了，就想喝水，为什么想喝水，因为盐摄入过多后，你的血液里晶体渗透压高了，就要影响整个机体的代谢。因此，要补充低渗透压的东西，就是喝水。另外有些疾病，如一些胃溃疡、慢性胃炎及胃癌患者在胃里面有幽门螺杆菌，幽门螺杆菌在高盐环境下繁殖得很好；还有吃咸了，摄入钠过多，钙就容易丢失。所以世界卫生组织要求我们，每天盐的摄入量不能超过6克。在前几年的会议中还提出再减1克，我想对中国人来说能达到6克就比较理想了。

目前，我国的现状是全国平均每人食盐量约为12克/天，北京市约为12~14克/天，天津16~18克/天，有些地区每人食用盐量甚至超过20克/天，所以我国心脑血管疾病患病率高也难以控制。新宝塔食物中加入一个坚果，如大豆、花生、核桃、腰果、杏仁等，这些坚果可以补充微量元素和一些维生素，增加高密度脂蛋白（优质胆固醇）等，有条件者一天吃1两为好。

需要注意的是这个“新宝塔”增添每人每日饮水1200毫升。人1天一般的情况下需要2500毫升水，这2500毫升水怎么来把它补齐？我们吃三顿饭，大概1000毫升，三大物质代谢，即碳水化合物、蛋白质、脂肪，产水300毫升，所以1000加300就1300，还差1200，是每天需要补充的。如果你的体积比较大，有发热、出汗，呕吐、腹泻或长时间讲话、作报告（无形水分丧失）等，都要喝更多的水。

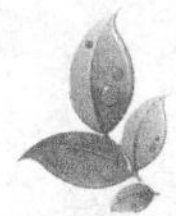

脂肪是很重要的，多了不行，少了也不行。这三大宏量营养素（蛋白质、脂肪、碳水化合物），1克蛋白质产热4千卡，1克葡萄糖产热4千卡，1克脂肪产热9千卡。同样是1克，脂肪要产热9千卡。所以，脂肪对能量的供应是非常重要的，同时对于内分泌，保持酶的活性，支配大脑活动，脂溶性维生素吸收等都有着重要作用。所以，适当进食脂肪对人体来说是必需的。现在有些人要减肥，怕摄入脂肪，这对身体是有害的。国际上有些模特，体重指数太低，如低于18.5，否则不能当模特。这对身体是有害的，它造成厌食是很难纠正的。脂肪对维持身体各个脏器的固定是有作用的，如果没有脂肪固定，身体一动脏器就会乱七八糟。肾下垂、胃下垂，都是脂肪含量不足，使其掉了下来。所以要科学地面对这个问题，但是吃多了也不行，所以中国营养学会提出的膳食原则是食物要多样、粗细要搭配、饥饱要适当、三餐要合理，早餐一定要吃，中午多一点，晚上不能吃得太多，早、中、晚比例为30%、40%、30%。

新膳食宝塔中将牛奶由原100克，增至300克。当然中国人及亚洲人，有1/3有乳糖不耐综合征，喝了牛奶以后胀气腹泻。牛奶是动物优质蛋白，容易被人体吸收且钙含量高。另外是鸡蛋，总有人问：“鸡蛋能不能吃，现在血脂高一点，蛋黄不要吃了吧？”我个人的观点是，如果是健康人，一天1个鸡蛋，甚至1个多一点，没有问题，蛋黄不要丢。如果你血脂稍微高一点，一天1个鸡蛋，或者1周5个左右，蛋黄也不要丢。因为蛋黄里面含有卵磷脂，卵磷脂是最好的高密度脂蛋白（好胆固醇）的补充剂，是血管内的清道夫。

特别讲一下合理膳食的另一个问题就是有些地方乱吃东西。在2003年撰写的文章中，说非典是怎么来的，我的经验，十有八九来自野生动物，果子狸首当其冲。后来经过几年的研究已经证实，果子狸的冠状病毒和人的冠状病毒，和患非典病人的冠状病毒基因同样性为99.8%，所以后来禁食果子狸，不能随便乱吃。我们祖先果子狸都吃过了，果子狸很容易饲养，祖先为什么不把果子狸像鸡鸭猪羊一样养在家里，是有过教训的。现在我们又把以前祖先受过教训的东西弄过来，所以，非典就在那些爱吃果子狸的地区暴发出来了。

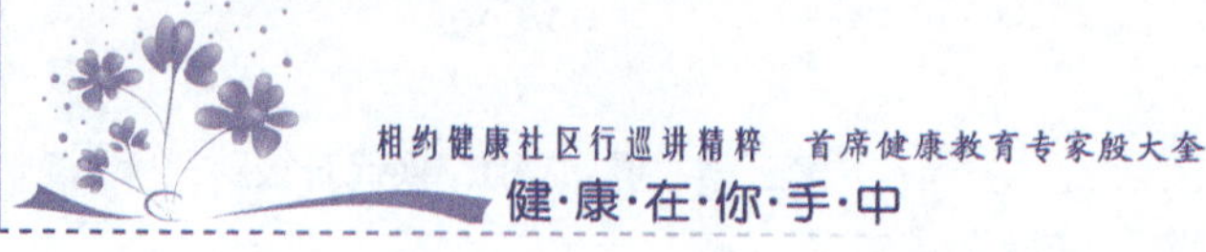

人畜共患病及很多新发的传染病，祸根罪魁祸首就是人类。人类不能违背自然界规律，现在有人提出了反季节蔬菜、转基因食品，我个人认为，要慎重，在人类进化的过程中，应顺应自然，战胜自然，战胜不了的，你只能顺应。若定要战胜它，迟早会吃亏。冬天吃什么，夏天吃什么，秋天吃什么，在进化的过程中都已安排好了，现在非要夏天吃冬天的，冬天吃夏天的，这样迟早会得病。疯牛病是怎么引起的？牛羊本来就是食草的，为什么一定要让它吃肉，而且吃自己的肉，吃不得。疯牛病就是饲养场为了让羊、牛增加动物蛋白质，产奶多，肉质好，长得快，就把那些患病动物的内脏，如患瘙痒病的羊内脏烘干，打成粉，然后加在饲料里面。吃草的动物让它吃同类，结果吃出疯牛病。这个疯牛病病原叫做朊病毒，但是这个病毒跟通常的感冒病毒、肝炎病毒是不一样的，它是一种变异的蛋白质，没有核酸，现在没办法进行诊断治疗，患病后百分之百死亡。

谈到这个疾病，这里讲一个故事。多年前在西非，有个小国家的一个村庄发生一种怪病，发病初患者颈硬，然后偏斜，朝后仰，眼睛向上凝视，不能吃东西，最后饿死，一个村庄无数人都发生这样的疾病。很多国际组织专家去调查，怎么也查不出原因。结果有位在澳大利亚学习的美国人去做流行病调查，结果发现，凡是得这种病的人，都参加过一个活动，是什么活动呢？参加亲人去世后的葬礼活动，那里有个风俗习惯，人去世后，送葬的人中由一个女人，把这个去世者的大脑弄出来，放在一个竹桶里，加水捣碎，然后一个人喝一点。经调查凡是得这个病的人，都有这样的历史，结果才知道就是现在的疯牛病，当时取名Kuru（库鲁）病。人怎么能吃人？所以现在有些地方把猴子弄来吃猴脑，虽然猴子不是人，但是这样吃，迟早都要出问题，所以我们不能随便乱吃东西。

现在科技发达了，什么都有，但这是双刃剑。转基因食品虽然看上去很好，又大又漂亮，保鲜，还不长虫，但到多少年以后再看，现在享受的是要付出代价的。这是我个人的观点，还没有经过科学论证。为什么人类基因都不一样，也就是DNA不一样呢？因为基因是在人类进化过程中逐渐形成

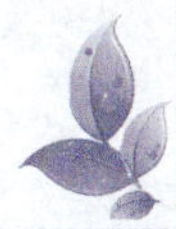

的。原始森林为什么能原始，就是森林中树种不同，一些死掉了，倒了，作为肥料扶持其他的长起来，我们现在要把基因弄成一样，是要不得的，也是很危险的。如果人的基因都一样，外界的各种致病因素，可以很快把人类打倒，在人类进化的千百万年中，是逐步地跟自然界磨合形成的，违背了自然界的规律反其道而行之，大自然总有一天会报复的。

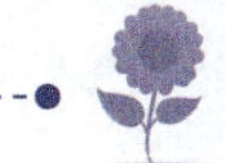

十、亚健康，是否找上了你

长期以来，人们理解一个人的健康状态，只分为健康与疾病状态。亚健康的理论是前不久在国际精神病学术会上提出的，并越来越引起重视。

什么是亚健康状态？

亚健康是由于生理、心理、社会及不良生活习惯等方面因素，引起机体介于健康与疾病之间的中间状态。

它是一个既非健康又非疾病的状态，故有人将亚健康状态称为“机体的第三状态”。

国内外的研究表明，现代社会人群中符合世界卫生组织健康标准者，约占人群总数的15%左右；已被确诊患病，属于不健康状态的人数占15%左右；其他70%左右的人群，属于第三状态的亚健康人群。

如此庞大的亚健康人群队伍，为什么长期以来没有被人们注意并得到重视呢？原因是多方面的。首先是由于经济、社会的发展，人们越来越多地感到生活、学习、工作及社会方面压力逐渐增大，由此在众多人群中产生了一系列生理、心理及社会适应不良的感觉和表现，而这种感觉和表现，在平常生活条件下没有或者不突出，从而没有引起足够的重视。另外一个重要的原因是由于医学模式的转变促成的。在原先单纯生物医学模式下，疾病的产生是纯生物因素造成的，一个人的健康状态，不患疾病就属健康，对心理、社会适应对机体的影响重视不够。一些人临床上出现一些不适，主诉很多，但反复检查又查不出病变，按照生物学模式查不出有问题的，就归结到健康人范畴。而这些所谓健康人，他们却有功能减退，生活质量也受影响，一部分人因反复检查得不出结论，而感到十分苦恼。另一部分人则因没有查出有病，思想上、行动上放松了警惕，仍坚持原有生活、学习和工作方式，没有采取干预措施，任其发展而逐渐演变成疾病。

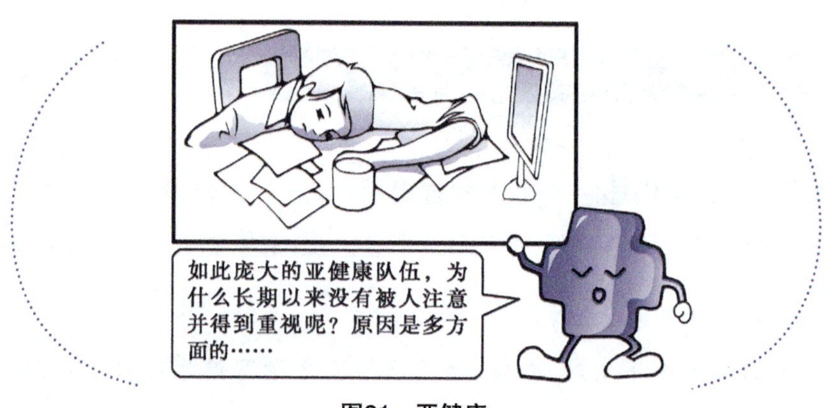

图21　亚健康

什么原因造成亚健康状态呢？

亚健康的原因是多方面的，但归纳起来有如下常见原因：

（1）生理方面的因素。如长期高强度和无休止的工作，使机体各脏器处于长期超负荷的状态；先天不足，更年期以及老年期出现的衰老、虚弱等。

（2）心理、社会因素。机体长期处于高压力（含各种重大生活事件），人的一生中各年龄段都面临着不同的压力，由于压力的时限大小、性质不同，加之每个人对压力的耐受性不一样，所以久而久之，这些心理的压力就会产生对机体有关脏器的不同影响。其中对神经、免疫、胃肠、心血管及内分泌等系统影响较大，因而亚健康表现出上述相应系统的症状也比较多见。

（3）一些不良生活习惯和行为造成的。这多是吸烟、酗酒、频繁过度交际、晚上不睡、早上不起，及长期生活无规律、大量饮用兴奋性饮料等原因引起的。

亚健康状态的表现：由于引起亚健康状态的原因是多方面的，且每个

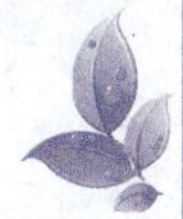

人感受不一样，因此，亚健康状态的表现是多种多样的。

常见的表现：自感全身乏力、体力下降、精力不支、容易疲劳；头昏头痛、目眩、耳鸣、心烦意乱、胸闷气短，面红、怕冷、出虚汗、手足麻木、腰酸背痛、腹胀、食欲下降、小便频下、大便稀溏或便秘、月经不调、性功能减退、情绪不稳、脾气急躁、失眠多梦、记忆力下降、生活兴趣降低、社交能力降低。

现在为什么要提出并重视亚健康这个问题呢？

首先，提出“亚健康状态”的概念，使健康的定义更科学、更完善。健康–亚健康–疾病是一个相互转化的动态过程。谈健康时，要想到是否存在亚健康状态，处于亚健康状态时，要尽力排除产生疾病的因素，并采取措施防止向疾病转化。

其次，由于亚健康状态表现是多种多样的，有些人的某些症状还很突出，此时要特别注意不要将这类人的亚健康状态误认为疾病而治疗。同时也要注意不要将已患病的人，当成“亚健康状态”而贻误治疗。

要重视亚健康的宣传教育，积极贯彻“预防为主”方针，尽量使“亚健康状态”的人不发展成为疾病。另外，通过宣传“亚健康状态”的知识，让群众了解常见造成亚健康的原因，从而减少或避免亚健康状态发生。

我国人群中有60%~70%的人处于亚健康状态，重视这一人群健康状态的研究，对预防和控制疾病的发生，以及合理利用卫生资源、降低医疗卫生费用都有重要意义。

祖国传统医药对亚健康状态的认识和处理有着明显优势。《黄帝内经》在阐明“上工（即高明的医师）治未病，不治已病”的理论时，形象地比喻见病才治病的医师为“渴而穿井，斗而铸锥（兵器），不矣晚乎”。当今，人们提出并重视亚健康的研究，将有力促进传统医药学、养生学、自我保健学及其保健品的开发和利用。

由于造成亚健康状态的原因，主要为前述三大类，因而措施上也主要是从这些原因着手。

对于由于生理因素所致，应着重学会在工作、生活、学习上妥善安排，注意劳逸结合，保证足够的睡眠时间。

对于因先天不足、更年期和老年期出现亚健康状态者，主要是保持积极的自我形象，积极参加全民健身运动，定期身体检查，处理好家庭成员的关系，保持家庭和睦，科学安排膳食结构，重视合理营养，必要时有针对性地服用保健食品等。

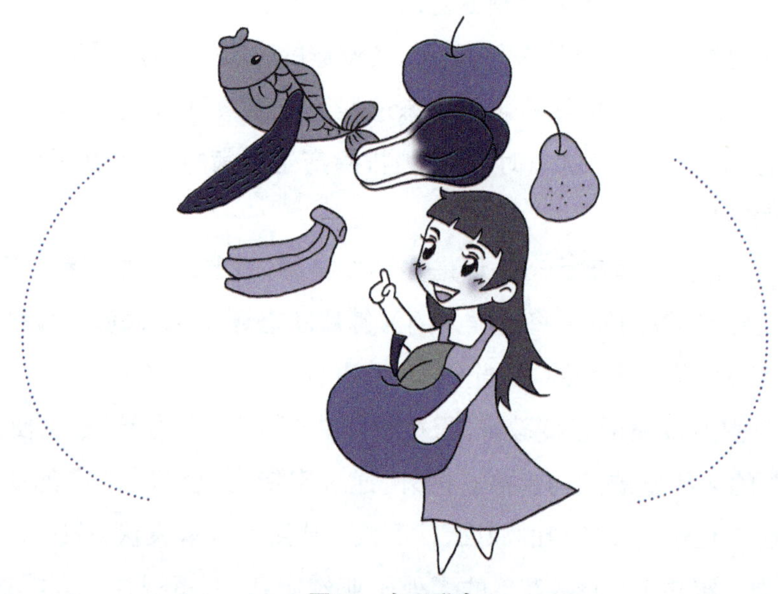

图22　合理膳食

对于主要由于心理和社会因素引起的亚健康状态，则着重要调节情绪，保持乐观的心境，相信自己、善待自我、增强信心，适当增加社交活动，多与朋友谈心，积极参加文娱、体育活动，必要时向心理医师咨询。

最后就是由于不良生活方式和习惯造成的亚健康状态者，首要的办法就是要纠正和改善不良的生活方式，去除不良生活习惯，戒烟少酒，合理安排作息时间，劳逸结合，遵守常人生活规律，适当减少社交频率，少吃刺激性食物等。

当然，在提出“亚健康”理论的同时，还必须表述一种观点：强壮不等于健康。

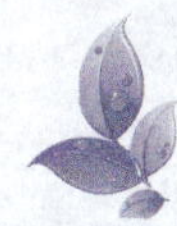

2003年6月，喀麦隆足球明星维维安•福猝死在绿茵场事件，震惊世界足坛，留给人们需要思考的问题实在太多。其实，又何止一个维维安•福！

类似事件在国内外运动史上绝非一二。在人们心目中，运动员一直是健美与力量的化身。然而，有的人却在顷刻间“无疾而终”。事实并非无疾，而是早有隐患，只是不曾察觉。像这种不幸，在临床上几乎各个年龄段都有记载。因此，我们永远不能轻易把强壮与健康连在一起，也永远不能用健康与亚健康囊括一切。医学永远是浩瀚的知识海洋，还有许多未知待解。

文中引用了一些社会科学院的统计数字，据说中国知识分子如果不注意调整亚健康，不久的将来，这些人中将有2/3死于心脑血管疾病，1/10死于肿瘤，1/5死于因吸烟造成的肺部或其他部位的疾病。为什么？就是平时没有把健康作为一种资源，“不管它，到退休以后再说吧，现在没有问题。”有些名人，很年轻，除了马季年龄稍大，这些人完全可以再有10~30年的寿命。我收集了近10年的名人资料，包括大的企业家，有2000多人英年早逝。这就是其以自身资源，原本可以有八九十岁的寿命，但却把它浪费了，没有珍惜，结果三十几岁就去世了。可以说，没有健康就没有一切。

第三章

崇尚科学文明，摒除生活陋习

SARS过后，痛定思痛，摒弃生活陋习，成为我们的共识。

封建迷信折射科学知识匮乏；生活陋习反映文明意识淡薄。陋习之弊——传播疾病，损人害己；陋习之害——污染环境，破坏生态；陋习之恶——影响观瞻，败坏形象。

陋习不改，“非典”难除。克服陋习，既能维护自己的健康，又不损害社会和他人的利益，这是现代人文明和道德的底线。

全社会共同采取行动，人人从我做起，纠正日常生活陋习，对不文明行为进行批评和劝阻，建立现代的科学、健康、文明新风尚。

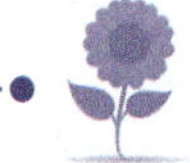

一、拒绝吸烟，呵护好你的肺

近年来，由于有关预防心脑血管疾病的科普宣传做得较为成功，所以，一般人对维护心脏健康的“四大基石”耳熟能详。但是，对于呵护肺部的健康来说，知之甚少。这次SARS侵犯的主要是肺，所以，我们应加强对呼吸系统的保健。

肺是机体与外界进行气体交换的器官，也是一个重要的代谢器官，它

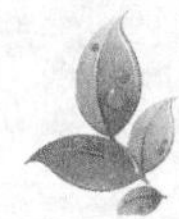

连同鼻、咽、喉和各级气管、支气管，组成气体进出肺的通道，医学上称为呼吸道。

呼吸道的功能一是调节气道阻力，就是控制进出肺的气量、速度和呼吸功能；二是加温、湿润和过滤功能，使外界冷、干、脏的空气，通过呼吸道丰富的毛细血管、饱和的水蒸气和分泌丰富的黏液，以及呼吸道纤毛不停摆动来完成的。

肺泡是气体交换的主要场所。人体两肺总计有3亿个肺泡，每个都很小，但加起来就大得不得了，总面积达70~80平方米，深吸气时可达100平方米，是人体表面积的40~50倍。

一般人只知道肺具有呼吸功能，其实，你小看它了。肺还具有内分泌、代谢功能和免疫功能，与机体许多物质的生成、释放，以及内外源性物质的代谢密切相关。所以，肺对人体来说非常重要。

由于肺的生理特性，加之肺是一个除皮肤外，无时无刻都在与外界接触，又不能“休息”的器官，总面积这样大，功能如此复杂，又容易受到伤害，因而在当今科技这样发达、各类脏器移植得心应手的时代，肺的移植到目前为止，始终难度极大，且成活期很短。尽管这项技术开展较早。

与机体各系统、各器官相比，各种致病因素对肺的伤害也是很突出的。

根据我行医几十年的经验看，可以这样说，所有能对人体有致病作用的因素，均可对肺造成伤害，全身各系统疾病均可以在肺部表现出来，这是机体其他脏器很难相比的。

就拿人们通常连在一起说的“心肺”中的心脏来说吧，它患肿瘤、寄生虫、真菌、结核感染等就比肺少见多了。

还有因各种原因导致的心肺功能衰竭，救治的难度和成功率也不大一样，呼吸衰竭较心力衰竭救治手段复杂、难度大，成功率也不高。因而当这两个脏器衰竭时，往往最终表现最棘手的问题还是呼吸方面的原因。

呼吸系统疾病是全球性主要病残和致死原因，也是我国的常见病、多发病。

最近有资料显示，仅慢性阻塞性肺病，占我国15岁以上人口的3%，患者至少有2500万人。近年来，经人口死因调查，不论在城市还是农村，由呼吸系统疾病导致死亡的人数，始终占我国人群死因的前几位。据2005年卫生统计报告，农村人口死因第一位的仍然是呼吸系统疾病。

近些年来，慢性支气管炎、肺气肿、肺心病、支气管哮喘、流行性感冒、肺结核、肺炎、肺癌、军团病、人-禽流感、职业性肺损害等疾病，一直困扰着人的健康。2003年春季突发的SARS，它对人体的伤害也首先瞄准了肺。

上述种种事实说明，肺既是人体的一个重要器官，具有多种功能，又是一个“多事地带”。肺在人的一生中，日日夜夜为人的健康、生命辛勤工作，永不停息，也不能停息。因此我们应善待它，呵护好它，就是呵护好自己的健康，就是在维护自己的生命。

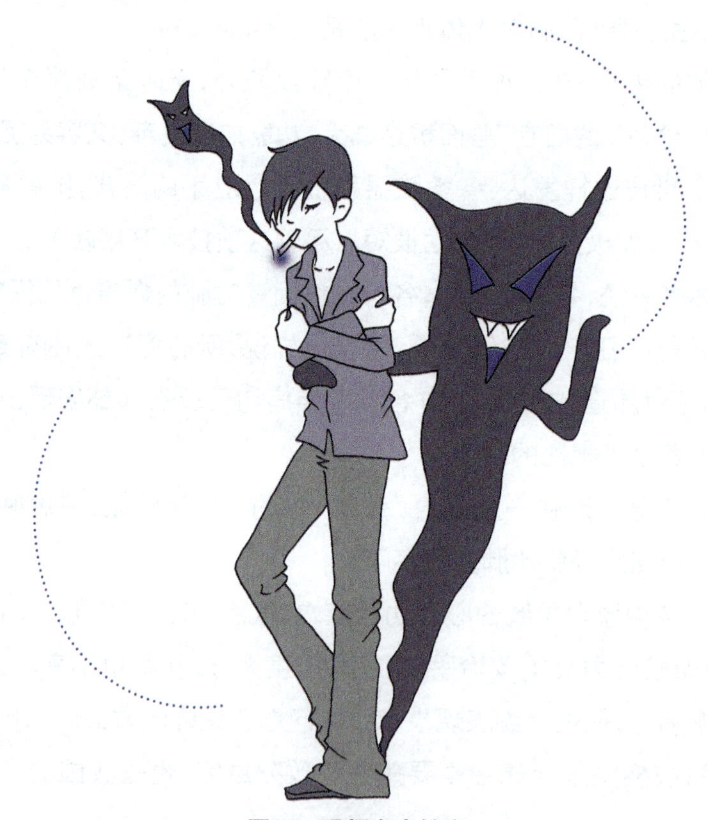

图23 吸烟有害健康

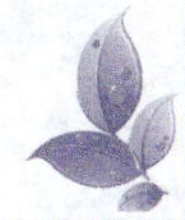

那么有人要问，怎么做才能保护好自己的肺呢？

要呵护好你的肺，办法有很多，除了良好的自然环境，优良的空气质量外，更重要的是要了解一些常见呼吸系统疾病的知识，注意维护和锻炼呼吸功能，有了肺部疾病后要及时治疗，避免一些对呼吸道有害的因素。

这里我特别想说的是关于吸烟的危害。

中国是一个名副其实的烟草大国！烟草在中国有“三个第一”和“三个1/3”。“三个第一”是世界第一烟草大国、世界第一烟民大国和中国税收第一行业（烟草业税占全国总税收的10%）。“三个1/3”是指中国烟草在世界烟草格局中具有三个1/3，即1/3的卷烟市场、1/3卷烟产量和1/3烟叶产量。所以可以说：我国既是烟草生产大国也是烟草消费大国。我国的烟草产量相当于其他最大烟草生产国的总和。我国每年销售的香烟高达1.6万亿支，国人消费的香烟约占世界1/3。2002年我国15岁以上人群的吸烟率为35.8%，烟民总数达到3.5亿。如果将与吸烟有关的各种疾病所致的死亡均统计在内，目前每年约有100多万人因吸烟而死亡。预计2020年将达到200万人。

我从事呼吸专业工作前后有30余年，在外宣传最多的也是吸烟有害健康方面的内容。从几十年的工作经历中，我深深感觉到这个问题的严重性。

特别是现在仍在吸烟的朋友们，希望你们能够听到忠告，把吸烟这个陋习改掉。吸烟对健康危害的资料太多，不少烟民了解这方面的知识并不少，但这里从专业知识的角度介绍一些情况，希望对人们有益。

现在为什么有些人无法戒烟呢？就是尼古丁在起作用。吸烟以后尼古丁进入血液，产生多巴胺，多巴胺有兴奋神经、活跃思维、放松肌肉等作用，但作用时间不长，并且吸烟量越大，它的作用时间越短。多巴胺在血里的水平一下降，人就会不舒服，然后就要再吸烟，吸烟多了，多巴胺水平又上来了。所以从这个角度来说，吸烟实际上是一种吸毒，这是烟草的第一大危害。

第二大危害就是一氧化碳。一支烟燃烧的过程中大概有2000毫升烟雾，其中将近360~400毫升一氧化碳，大家知道一氧化碳相当于一个第三者，正常的氧合作用是代谢后的还原血红蛋白（缺氧的污血血红蛋白）与氧气结合，变成氧和血红蛋白，正常结合以后就变成红的动脉血供应身体。一氧化碳比我们正常的氧气结合血红蛋白的能力强210倍，所以本来血红蛋白应该是与氧结合的，结果一氧化碳进去后血红蛋白马上就失去了与氧气结合的机会，就造成严重的缺氧，而且一氧化碳与血红蛋白结合后要分开也非常困难，比氧气分开难度要强一两千倍，所以这是第二大危害。

第三大危害就是烟草里的焦油。现在美国已经确定焦油里有64种A级的致癌物，这是烟草的危害。

第四大危害是烟草燃烧时达90℃高温，可将烟草中某些有害物质释放出可致癌的射线（为α、γ射线等）。

第五大危害是吸烟可破坏维护人体健康的自然杀伤细胞（NK）–NK细胞在抗感染、抗肿瘤、免疫调节和造血调控等方面发挥主要的免疫功能。

改掉吸烟陋习，呵护好你的肺。

首先，我想谈谈吸烟与慢性阻塞性肺病的关系。什么是慢性阻塞性肺病？在我国主要指慢性支气管炎反复发作，发展成为阻塞性肺气肿，然后发展成肺心病的。肺气肿，特别是肺心病，大家比较熟悉。

30多年前我曾参与编写《我国肺心病10年总结》一书，其中临床资料部分是我写的。此书虽著于30多年前，但有些数字我仍记得很清楚。比如在西方国家，吸烟约占慢性阻塞性肺病病因组成的80%~90%，我国达70%以上。还有，在当时6个行政大区中，东北、华北、西北和西南地区的肺心病病人占住院心脏病病人构成比第1位，中南和华中也占到了第2位，这都说明这种病在我国是相当常见的。

最近，还写了不少这方面的文章，从时间看，虽然已经过去了30多年，但从这个病的变化情况、严重程度看，却与那个时候相差不多。在农村，这种情况更为严重。

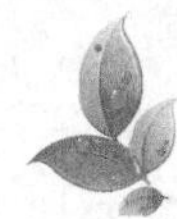

这种情况是什么原因造成的呢？

一个重要的原因是吸烟的人不仅没有减少，相反，青少年和女性吸烟的比例还在增加，这不能不说是一种悲哀。

当前影响戒烟的因素很多。从高层次来说，国家每年的烟草税占总税收的10%，这是一笔很可观的收入。但更重要的原因是人们对吸烟的危害还认识不足。特别奇怪的是近年来有些奇谈怪论还占了上风，说吸烟是有害，这是对个人，但对国家有利（指能上缴烟税）；吸烟没什么害，不少高龄老人都吸烟；还有人说，长期抽烟的不能戒，戒了要出问题，甚至还说，邓小平就是戒烟戒出病的，等等。

听到这些谬论，一些"老烟民"非常高兴，以为他们终于找到"理论"根据了。SARS流行时，为了给吸烟找理由，就有人说："吸烟可以预防SARS"，"SARS病人中没有一个吸烟的人"等等。

由此可知，戒烟的阻力太大。为了反驳上述错误观点，我曾在20世纪80年代中期写了一篇科普文章，题目是"写在世界无烟日前"，后来经群众评选，还获得了科普奖。那篇文章针对上述种种错误观点一一进行了驳斥。

有人说，吸烟虽对个人健康有害，但对国家经济有益，即所谓吸烟者"公而忘私"、"为国捐躯"的观点。世界卫生组织曾报告的一组数字，指出政府如果当年的烟草税是×××亿美元，那么20年后，这个政府要用当年收入烟草税的2.8倍，来支付因吸烟带来的健康危害。请注意这个费用中，还不包括由吸烟造成的其他损失（如火灾、车祸等）。

这个结果已经充分说明了吸烟增加了国家负担。

另外，关于有些长寿老人也吸烟的问题，这就要全面、广义、科学地来看了。吸烟对人肯定有害，这是全世界长期大规模人群调研的结果，这点是不容置疑的。一个人长寿与否，是由很多因素造成的，我不否认吸烟的人群中有长寿者，但肯定地说，绝大多数抽烟者是要影响自己寿命的，这是事物的本质。

我们不能拿个别或极少数例子来说明一个普遍现象。一位吸烟的长寿者，如果不吸烟，他是否会活得更长、更健康呢？

当然，我们谈吸烟对健康的影响，对每个人来说是不一样的，这还与所吸烟草的品种、数量、烟草质量以及吸烟的方式、习惯，吸烟者基础健康状况以及遗传等因素有关。

至于第三种说法，长期吸烟的人不能戒烟，戒了要出问题（患病），说戒烟加重心理负担，从而降低抵抗力，所以易患疾病。对这种说法，是不能同意的，不否认对一个吸烟烟龄很长的人来说，戒烟是很痛苦的。在戒烟过程中，特别是刚戒烟时，的确心理上有压力，可能在一段时期内感觉不舒服，这就像吸毒者戒毒时一样，道理相同，只是程度不同罢了。但我们不能说，因为戒毒不舒服，甚至很痛苦，就继续吸毒。

况且全球大量研究结果提及，不管你烟史多长、烟瘾多大，戒了肯定比不戒好，早戒比晚戒好。

至于少数人在戒烟过程中或者戒烟后患病，甚至患上了肿瘤，这不能怪戒烟，而是一种巧合，可能是戒烟戒晚的缘故。

与肺癌发生关系最密切的危险因素就是吸烟，约80%以上的肺癌与吸烟（包括被动吸烟）有关。吸烟与肺癌发生的关系已为众多的实验研究，以及多处多个设计严格的大数量人群研究所证实。而且有效的控烟干预可明显地遏制肺癌发病及死亡率上升，并使之下降。

大家知道：一个人患慢性病是一个渐进的过程，如冠心病、高血压、肿瘤等，患这些病不是三天两天形成的。以肿瘤为例，世界上烟草的销售量与肿瘤（特别是肺癌）发病的时间关系，中间大约间隔20~25年。也就是说20~25年前烟草销量大增时，现在肺癌的病人就大增，哪一年的销量减少了，那么20~25年后肺癌的发病率就降下来了。

所以说，吸烟与肺癌的关系，不是一两个月，也不是一两年造成的，而是一个渐进的过程。细胞也是一个渐变过程，正常细胞→变异细胞→变异细胞不断增多→肺癌细胞。懂得了这个科学道理，就可以理解前面说的，“戒烟后戒出肺癌”的说法是不科学的，是错误的。至于有人说，吸烟的人

不会患上SARS则更不科学。烟草对呼吸道的损害无数材料已证实，加之“SARS”病毒也是以损害呼吸道为首选，两个呼吸道的“敌人”共同攻击我们的呼吸道，造成的气道损伤更为严重。2004年我曾写过一篇文章是关于对“SARS”超级传播者原因的剖析。其中提示一些有慢性阻塞性肺炎的患者如患上“SARS”后很易成为严重的SARS病人，并成为一个超级传播者(“毒王”)。所以说吸烟者不患“SARS”是不科学的。这些谬论不能听，更不能去传播它。

2006年2月27，一部由世界卫生组织主持，由167个国家签署的《烟草控制框架公约》正式生效。我国作为第77个签约国，也将义不容辞地认真履行这个造福人类健康的国际公约。

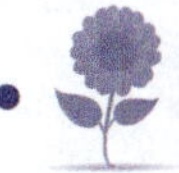

二、滥吃野味，不文明的饮食习惯要闯大祸

人以食为天。“人是铁，饭是钢，一顿不吃饿得慌。”

饮食是人类生存的基础，合理膳食也是维持人健康的重要保证。

中国传统的饮食文化，讲究荤素结合，即“五谷为养、五畜为益、五果为助、五蔬为充”，从未以吃“野味”为中国饮食文化的主流。

然而，近些年来有些地区，有些人不讲科学膳食，滥捕、滥烹、滥吃野生动物，不文明的饮食习惯引发了不少疾病。SARS出现以后，人们通过不断反思，觉得滥捕、滥杀野生动物，滥吃山禽野味，弊端很多，甚至严重危害人的生命。

不文明的饮食习惯，滥吃野味引发疾病，严重危害人的健康、生命。

人类捕食野生动物，曾付出极大的代价，经过上万年的不断筛选，反复淘汰，才留下了现在供人们常食用的猪、牛、羊、鸡、鸭、鹅和鱼、虾等。

下面列举出一些常见的不文明饮食习惯和方式。

有些人吃野味，吃到了老鼠身上。殊不知，鼠类可以直接把病菌传给人类，或通过体外寄生虫间接传给人类，起传播媒介和保菌、保毒作用。

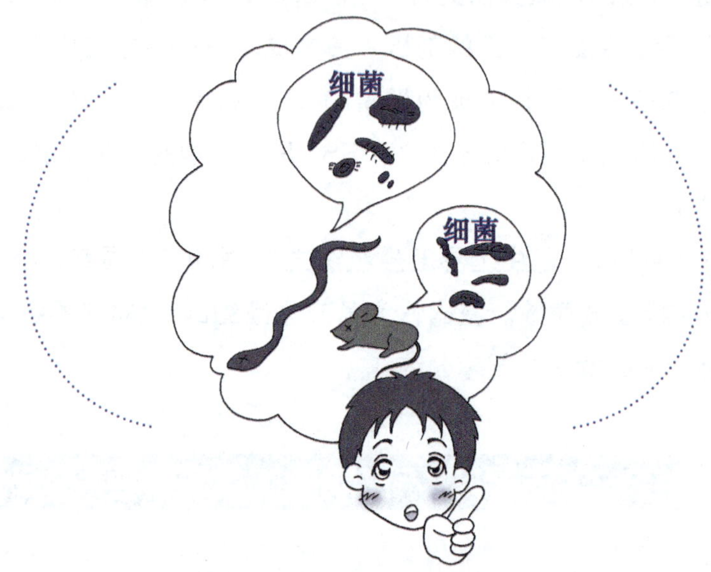

图24　滥吃、生吃动物易得病

现在已知的家栖鼠类，至少能传播35种疾病。在我国常见的鼠传播疾病，主要有鼠疫、钩端螺旋体病、流行性出血热、鼠源性斑疹伤寒、血吸虫病等。这些传染病都比较严重，其中鼠疫在我国《传染病防治法》中列为甲类传染病之首，也就是我们常称的1号病。

还有流行性出血热，由于它易误诊为普通感冒，晚期肾脏受损出现肾衰竭，所以病死率较高。从1990年以来，患此病的人数仍居高不下，且在全国各地流行。

还有与鼠类关系极大的钩端螺旋体病，由于主要影响青壮年农民（主要是下田割谷），对农村劳动力影响大，该病的黄疸出血型（肺型）若不及时抢救，病死率很高。

旱獭是高山草原上一种野生动物。据说旱獭肉质鲜美，近年来在南方一些城市的餐饮业中成为热卖，而且有了旱獭人工饲养场。

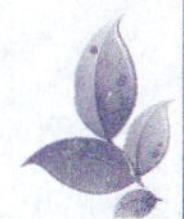

旱獭生活在荒无人烟的高山草原上，而这些地方不少又是我国鼠疫疫源地，因此，旱獭身上寄生的跳蚤，则含有鼠疫杆菌，一旦该动物被人捕捉或剥食，寄生在旱獭身上的跳蚤就可能通过吸食人血，将鼠疫杆菌传染给人，这是特别要提到的。

根据以往的经验，由旱獭感染给人的鼠疫，通常是最严重的一型，即肺鼠疫。鼠疫在世界上曾经有3次世界性大流行，它分别是在公元6世纪、14世纪和19世纪末。

公元6世纪出现第一次大流行，起源于中东鼠疫自然疫地，流行中心在中东、地中海沿岸，流行持续了五六十年，几乎蔓延到当时所有著名的国家，死亡约1亿人。

第二次大流行始于14世纪，遍及欧洲、亚洲和非洲的北海岸，尤以欧洲为甚，欧洲人口的1/4死于鼠疫，当时称它为“黑死病”（由于肺鼠疫最后全身出血、皮下出血死后变黑而得名）。

鼠疫的第三次大流行始于19世纪末，持续到20世纪中叶。医学史研究认为这一次大流行是从我国的广东和香港开始的，经海路向世界传播。到1930年达最高峰，1950年基本平息。这次鼠疫大流行共波及亚洲、非洲、美洲的60多个国家。20世纪下半叶，由于抗菌药物的出现，世界鼠疫疫情处于平稳状态。

但是从1990年后又有抬头，其中一次较严重的流行是1994年发生在印度城市苏拉特的鼠疫流行，当时人们称其为“苏拉特风暴”，对印度的经济、社会造成了重大影响。

吃其他野生哺乳动物（如野猪、熊、狐狸、狼、狮子、老虎等）也能传染给人不少疾病，其中较为严重的肺吸虫病、旋毛虫病就是它们传播的。

如我们不注意，不少豢养的宠物也会将疾病传染给人。如猫可传播弓形虫病、孢子虫病、猫抓病等；狗可使人染上狂犬病（发病后无特效药，病死率近100%）、肺孢子虫病、黑热病、绦虫病及包虫病（因为难治又称第二肿瘤）等。

孕妇养猫容易感染弓形虫病。为了宝宝着想，千万小心呀！

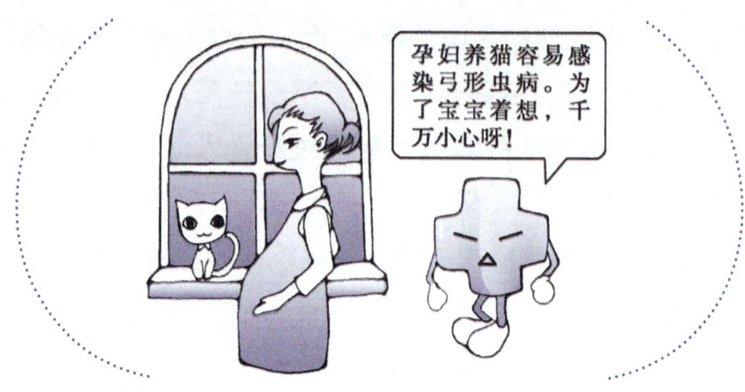

图25　小心感染寄生虫病

随着一股“回归自然”的潮流，近几年来，社会上时兴吃生蔬菜、生肉、生鱼、生虾（醉虾）。甚至吃起活的哺乳类动物，连猴子也生吃。活剥生吃，非常残忍，毫无慈悲怜悯之心。

殊不知，人类进化过程中，为什么将吃生食品逐渐变成吃熟的，我想其中一个重要原因是熟食对人安全，可现在有些地区和有些人却倒退回去了。因而近些年来，由于生吃、活吃野生动物惹来不少新病。如吃青蛙，容易感染曼氏裂头绦虫，引起失明、癫痫；吃生溪蟹、蛄等引起的肺吸虫病。

我在四川工作时，收治了不少肺吸虫病患者。这个“虫”全身乱钻，如钻进脑子内就抽风、偏瘫，钻到肺里就引起咯血；吃生鱼感染华支睾吸虫病（又叫肝吸虫病），此虫喜欢寄生在肝内大小胆管及其分支，引起阻塞性黄疸，继后发展成胆汁性肝硬化。广东人爱吃生鱼粥。如果制作不好，很容易引起此病，这也是广东为什么肝吸虫病多的原因。

吃未煮熟的病猪肉（米猪肉）、病牛肉，易使人分别感染猪肉绦虫病或牛肉绦虫病。患这种病的人，大便时不断拉出“面条”样东西（绦虫的白色孕节片）。曾经治疗过这类病人，用药驱虫时，一次可驱出2米多长的虫体，如果不把虫头打出来，过不了多久，这条虫又恢复原样。成虫可长期寄生，在人体内可活30~40年。

这里还想谈谈生吃猴脑的问题。况且不说这种吃法的残酷性，一般群众难以接受。单从影响健康的角度就不得了。生吃活猴脑，除了能引起上

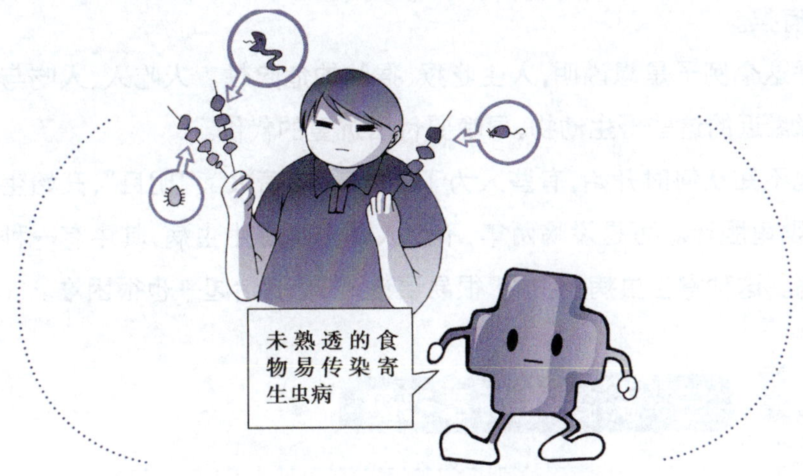

图26　改变不良饮食习惯

面说的不少疾病外，还要给大家讲一个发现“库鲁病”的真实故事。

1957年，美国著名医学家盖斯达克在澳大利亚墨尔本的一个研究所工作时，获悉在巴布亚新几内亚国东部地区发生一种十分奇特的神经疾患——库鲁病，使当地土著民族福雷人濒于种族灭绝的悲惨境地。

于是，他怀着探索者的精神，深入到尚处于石器时代的福雷部落进行调查。终于发现，在这一地区有160个村庄，共3.5万人，从1956年以来，已查明患有库鲁病的大约2500例。病例可见5岁以上的各年龄组。

调查中发现，库鲁病的传播与葬俗食尸体密切相关。

中当地人在葬礼中，有取食死者脑子的习俗。在此过程中，妇女取出死者脑子，将其榨成浆状物，装入竹筒蒸煮，然后分给亲朋吃。当然在炮制过程中，该病原微生物也可通过身体各途径侵入人体。

该病的临床表现，主要是以小脑变性为特征的中枢神经系统病变。发病初期头痛、四肢痛、前额紧绷感、运动失调、步伐不稳，晚期斜视、痴呆、吞咽困难。库鲁病没有办法医治，发病后通常在1年内死亡，病死率100%。

研究中发现，库鲁病的病原体是一种朊病毒（不是一般的病毒，而是一种变异的蛋白质，同疯牛病的病原体性质一样）。研究还发现，病毒的宿主有人，有猴。

举这个例子是想说明，人生吃猴、猴脑的危险性。人吃人、人吃与人进化亲缘最近的这些野生动物，早晚要付出沉重的代价。

也不知从何时开始，有些人为了“强身”、“清火”、“明目”，开始生喝蛇血、生喝龟胆汁。可是没喝两年，不少人喝出了寄生虫病，其中有一种是鞭舌虫病。这种寄生虫病不常见，很易误诊，到晚期治起来也很困难。

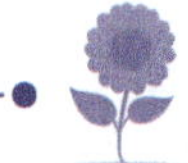

三、分餐制，好事多磨

不文明饮食习惯的另一种表现，是以会餐形式集体进餐。

多年来，分餐制几经提倡，但直到现在，仍不能普遍推广。

妨碍实行分餐制的原因很多，除了认为中国人热情好客、亲密无间、讲究团圆外，坚持会餐制的人还有一个自以为最有力的理由，就是为了继承中华民族优良的饮食传统。

其实，这个理由也是对会餐制的误解。

据查证，我国早在战国时代，就已实行分餐制了。我们平时看的古代历史剧或电影，那时人们举行宴会和平时吃饭都是实行分餐制的。

分餐制可以预防传染病传播。

从卫生角度看，会餐制可给人的健康带来不少麻烦。

首先，许多人在一起吃喝，边说边笑，近距离飞沫乱舞，甚至嘴里的食物残渣都可以自由“交流”，“交流”到他人脸上，“交流”到食物上。其次，一桌人多双筷子同夹一盘菜，有些人有更坏的习惯，就是拿着自己的筷子在一盘菜里翻来覆去地挑选，夹起又放下，再夹另一块，这种动作着实不雅。有时，为了表示对客人的热情，用自己的筷子帮别人夹菜，等等。

这样做的结果，一餐饭吃下来，不仅“感情大沟通”，唾液也进行了“大

交流”。难怪有外国人说中国人吃饭就像在“接吻”，一般接吻一对一，会餐制的“接吻”是一对十，所以传染疾病的可能性就很高。

在卫生行政部门工作多年，遇到不少由红白喜事引发的食物中毒事件，尤其在边远贫困地区、山区和少数民族地区。由于病者或病菌携带者参加集体会餐，一个病人引起数名健康人生病的例子有不少，其中以甲肝、痢疾、伤寒、霍乱、结核为多见。

近些年来，医学研究证实，不少溃疡病、慢性胃炎、胃癌都与一种细菌感染有关，这种细菌叫幽门螺杆菌，是1983年从慢性活动性胃炎患者的胃黏膜的活检标本中分离出来的，当时在国际消化学界引起轰动。

幽门螺杆菌在慢性胃炎中的检出率可达80%~90%，而在消化性溃疡病患者中更高，可达95%以上。中国人的感染率可高达60%~70%，年龄越大，感染率越高，这也可能与我国大部分人群中的会餐制有关。

幽门螺杆菌主要寄生在胃黏膜，在口腔、牙垢甚至唾液中也可检出。所以，当人们共用餐具进餐时，就可以相互传染。欧美人由于习惯分餐制，所以该菌的感染率明显低于中国人，有研究报告，美国人的感染率只有20%。

几年前突发的SARS流行，目前研究显示传播途径除近距离飞沫外，还有严密接触和消化道传播，其中多人一起公用食具的会餐也是传播SARS的一个途径。

有鉴于此，提倡实行分餐制为上策，用公筷、公勺为中策，会餐制的就餐习惯应改掉。在就餐时应少说话、小声说话。饭后餐具的清洗要彻底，绝不要用一个旧的不洁抹布擦洗餐具。

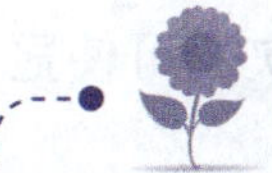

四、美酒香醇诱人醉，酒精依赖终成病

酒是由水果或粮食发酵酿制而成。饮酒后，酒精会由胃和小肠吸收，进入血液，最后由肝脏分解。

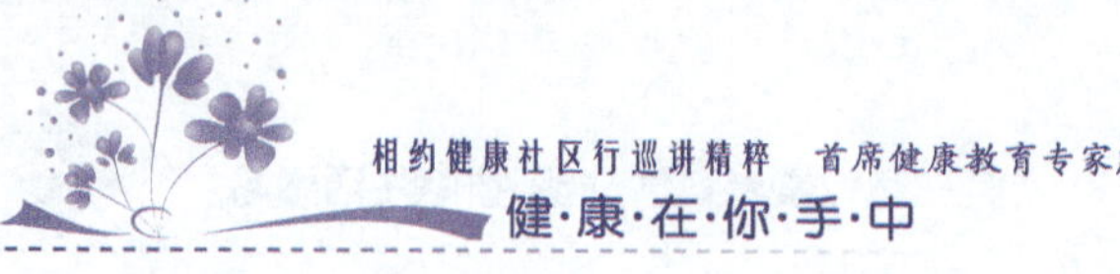

酒精对健康的影响，主要决定于酒的种类（即酒精的浓度）、饮酒的量、速度及酒龄的长短、身体的状况（肝脏的功能和体重）以及遗传（酒精分解的酶）等因素。

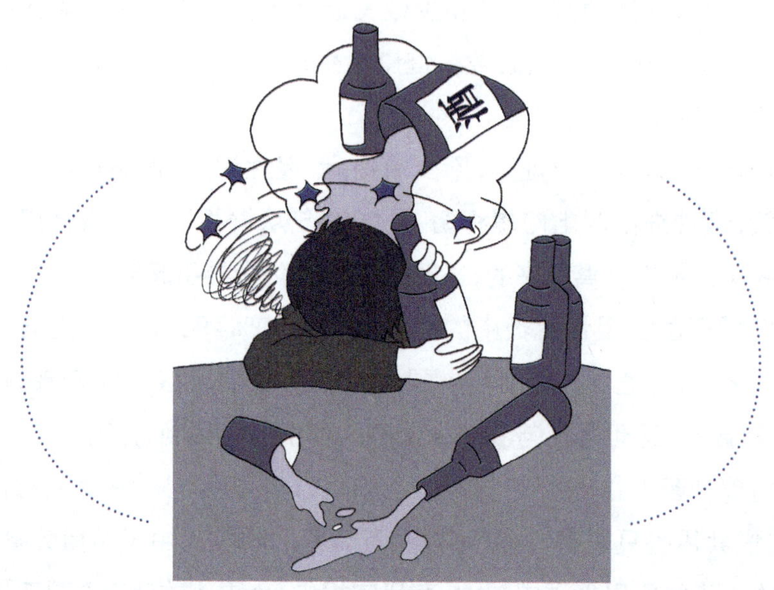

图27 酒精依赖

不同酒类含酒精成分各异，如高粱酒、茅台酒、五粮液，酒精成分约为50%~60%；白兰地为45%，甜酒和黄酒为20%，葡萄酒约10%，黑啤为7%，一般啤酒约3%~5%。

适量的饮酒对身体有些好处，特别是能够饮酒的人，可以增加高密度脂蛋白，减少血小板的凝结，同时也起到活血化瘀的作用，另因葡萄中含有一种白黎芦醇，可抵御异常血管增生，后者与癌症、心脏病和老年性黄斑变性有关。还有一项为期12年，28万中年男子参加的研究，适量饮酒可使冠心病死亡率降低20%。

但是过量的饮酒对身体的损害是全方位的，特别是酗酒，现在酒精依赖的人有几千万，不喝酒就会受不了。现在年轻人和中年人的脂肪肝中，不少就是酒精中毒性脂肪肝。

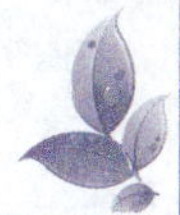

如何才算适量呢？结合世界卫生组织等权威组织的建议，推荐大家每天饮酒量不要超过20克纯酒精，20克量化以后是什么呢？对于能饮酒的人，相当于白酒不要超过2两，葡萄酒150毫升，啤酒500~750毫升；不能饮酒的尽量不饮，因为能否饮酒跟遗传因素有关系。酒精进入体内，第一，是由乙醇脱氢酶将其脱氢，变成乙醛，在乙醛脱氢酶的作用下变成乙酸，然后在乙酸氧化酶的作用下把乙酸氧化成二氧化碳和水，二氧化碳排出体外，水通过出汗、大小便排出体外，但是人在进化的过程当中，每个人遗传基因不一样，有些人这几种酶活性强则能饮酒，否则不能饮。

另外，还有不少人一喝酒脸会变红，这主要是第一个酶活性强，而第二个酶跟不上，第一个酶把乙醇脱氢变成乙醛，第二个乙醛脱氢酶跟不上，乙醛在血里堆积，造成血管扩张，心跳加快。这是一种进化过程中自我保护反应，提示你不能喝酒了。

不少人喝酒后，身体可以产生一定的欣快感，因而从不会喝，到慢慢地喜欢喝，量也越来越大，再加上喝酒时，人多气氛热烈，久而久之便上瘾了，顿顿离不开酒，这在医学上称为酒精依赖。

何谓酒精依赖?

酒精依赖是一种精神障碍，可识别的症状，包括不顾及有害后果的强烈和持久的饮酒愿望，缺乏控制饮酒的能力，对饮酒比对其他活动和义务给予更高度的优先考虑，对酒精的耐受性，以及突然中断酒精使用时出现身体的戒断反应。

据1992年国内流行病学调查表明，我国酒精依赖的患病率为3.37%，酒精滥用和酒精依赖对个人身心及社会影响日益突出。据统计，世界上估计有1.4亿人依赖酒精，还有4亿多人过度饮酒并可造成事故、损伤、痛苦和死亡。仅美国就有1300万人酗酒成瘾，每年花在酒相关问题上的各项开支可达430亿美元，仅1992年，酒精对社会造成的经济损失费用估计在1480亿美元。

酒精依赖及其相关问题是仅次于心血管疾病、肿瘤，居于第3位的公共卫生问题。

此外，因酗酒导致的斗殴、创伤、交通事故、旷工等造成的损失也相当巨大。酒精对人体的危害是全面的，因为长期大量饮酒，可以造成全身各器官系统不同程度的损害。

酒精对食管、胃、肝脏、神经、血液、内分泌及生殖等系统，造成不同程度的损害。

口腔及咽部是最先与酒接触的部位，长期饮酒者口腔及咽部肿瘤的发生率明显增高。食管和胃更是酒的受害者。不少资料显示，酒依赖者反流性食管炎、食管癌、胃炎、胃溃疡及胃癌的发病率也很高。

酒精对肝脏的影响最严重。长期酗酒者可引起脂肪肝、酒精中毒性肝炎、营养不良性肝炎、肝硬化及肝癌等。

酒精造成的营养不良，往往易于被忽视，实际上不少酒依赖者合并有不同程度的营养不良。特别是在一些贫困地区和少数民族地区，人们因经济条件不好或生活习惯的原因，饮酒时进食的主食、副食很少，当地称之为喝“寡酒”。酗酒者的有限热量，主要靠酒精氧化产生，这时酗酒对健康的影响就更大了。

最近浙江医科大学附一院厉有名教授领导的科研小组对浙江省城市、农村和海岛共2万人口进行有关酒精摄入等方面的调查，所得结果提示了饮酒导致酒精性肝病的“警戒界限”：连续5年以上每天摄入酒精超过40克者，48%的人会患上不同程度的酒精性肝病；酒精性肝病基本发生在饮酒年数大于5年，酒精总摄入量超过100千克的酗酒人群中。

厉有名教授特别指出，长期饮酒对肝脏的损害比偶尔一次大量饮酒更严重，每天饮酒比间断饮酒的危害性大，而一次大量饮酒的危险性又比一天分次饮酒要大。他为“少量饮酒”定出了“安全界限”，即：摄入的酒精量（克）=饮酒量（毫升）×含酒精的浓度（%）×0.8。例如，一次饮52度（52%）的白酒100毫升，其酒精量=100（毫升）×52%×0.8=41.6（克）酒精。连续5年以上每天摄入酒精超过40克、即累计73千克以上，有48%的人会患上不

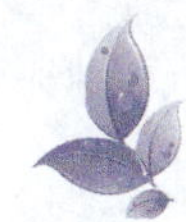

同程度的酒精性肝病。

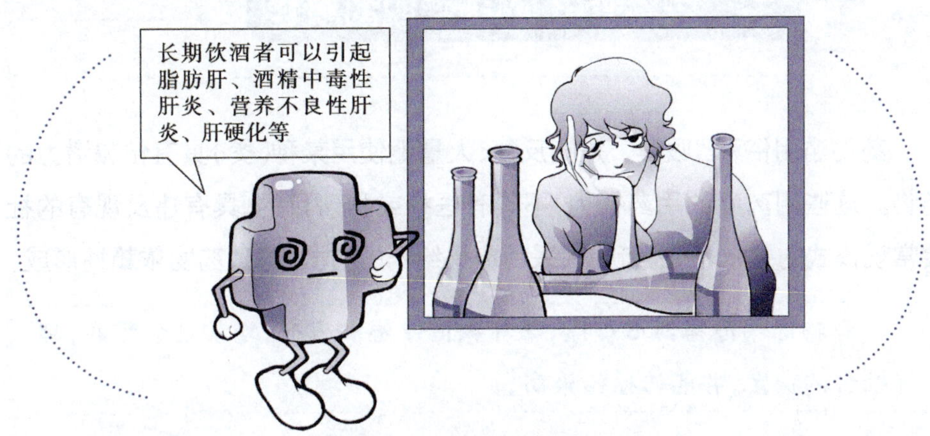

图28　长期饮酒危害健康

对一般酗酒者也有研究证实，他们中的30%~80%有维生素B_1缺乏，60%~80%有叶酸缺乏，50%有维生素B_6缺乏。另外，酒精对神经、血液、内分泌及生殖等系统的危害也是不可低估的。最近不少研究发现，由于酒精可对睾丸、卵巢产生毒性，因此酒依赖及酗酒者的性功能明显减弱；内分泌功能受影响后，女性乳腺癌的发病率明显增高。

现有实验提示，喝酒“上脸”的人，是因为人体内有高效的乙醇脱氢酶，此酶能迅速将血中的酒精转化成乙醛，而乙醛具有扩张毛细血管的作用，使人脸变红。喝酒上脸的人血液中往往缺少另一种酶即乙醛脱氢酶，而后者是将酒精最后化解成二氧化碳和水的重要酶。所以喝酒后易“上脸”的人，乙醛在体内停留的时间长，毒性作用更大，更应少饮酒。

关于酒精依赖的预防，关键措施是宣传教育，让人们懂得酒精滥用、酗酒、酒精依赖的危害，对一些高危人群，早期采取干预措施，以免进一步发展，因为一旦形成了酒精依赖，治疗的效果就比较差了。

在这里还是提到并纠正目前普遍存在的一种错误说法，就是喝酒“上脸”（即脸红）的人“酒在体内代谢好”，“酒精从脸上挥发”“不易醉”等等，其实这些说法是不科学的。

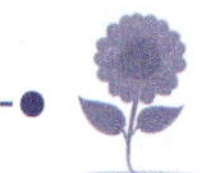

五、药物滥用，必须摆脱的噩梦

药物滥用俗称“吸毒”，是指反复、大量地使用某种(类)具有依赖潜力的药物。这些用药者的用药行为，不具有医疗或科研目的，具有违反现有的社会常规模式的要求，用药者往往采用自己给药的方式，导致药物依赖性形成。

药物依赖危害身心健康，破坏家庭幸福和安宁，增加社会犯罪，破坏社会的稳定，并能传播传染病。

药物依赖是药物与机体相互作用所造成的一种精神状态，有时也包括躯体状态，它表现为强迫性的、连续或定期使用某药物的行为或其他反应，为的是要体验药物的心理效应，或是为了避免由于断药所引起的不适感。

药物依赖可分为躯体依赖性和精神依赖性，前者又称生理依赖性，后者又称心理依赖性。

生理依赖性是指大多数具有依赖特性的药物，经过反复使用所造成的一种适应状态，其特点是一旦停止用药，将发生一系列具有特征性的、令人难以忍受的症状和体征，这些我们称为戒断综合征。

心理依赖性，它表现是对药物的强烈心理渴求。这种心理渴求包括了用药后产生的欣快感和松弛宁静感，以及停药后产生的难以忍受的痛苦和折磨。这两种心理渴求，使吸毒者难以自拔，这也是为什么吸毒者戒毒难和复吸率高的原因。

目前，大部分依赖药物同时兼有上述两种依赖性，例如阿片类药物、镇静催眠药等，可卡因、大麻的心理依赖性明显。

药物依赖的危害甚多，不仅危害吸毒者的身心健康，影响亲属幸福和安宁，增加社会犯罪，破坏社会的稳定，在我国艾滋病的传播与蔓延中，吸毒者也成了重要的传染源和传播途径。

第四章 媒介生物与人类健康息息相关

我国媒介生物的种类繁多，仅能传播疾病的啮齿类动物就有近80种之多。这些媒介生物所致的鼠源性疾病和虫媒病，对我国人民的身体健康造成了严重威胁。

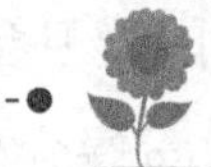

一、媒介生物，近在身旁

近年来，我国一些地区（尤其西部地区）鼠间鼠疫及人间鼠疫再起，不少地区发生的流行性出血热、钩端螺旋体病（简称“钩体病”）、血吸虫病、疟疾、乙型脑炎和登革热等疾病，都与媒介生物传播有关。

我国随着改革开放，以及市场经济的建立，国际及国内各地之间的交往更加频繁，人员流动大，货物流通大，加之，多类大型建设项目（如西部大开发、三峡工程建设、青藏铁路建设、南水北调工程等）相继施工，都给媒介生物传播疾病的防治提出了严峻考验。

中国地处亚热带、温带区域，地域辽阔，幅员辽阔，各地环境、气候和自然差异很大，媒介生物的种类繁多。据调查，我国现有啮齿类动物180种，蚊类约350种（亚种），蝇类1386种，室内蜚蠊（蟑螂）类19种，蚤类520多种，蜱类110种，螨类534种，白蛉类40种，蠓类280多种，蚋类约100多种。这些媒介生物所致的鼠源性疾病和虫媒病对我国人民的身体健康造成严重威胁。近期在少数省份出现的螨虫咬人生病致死的患者身上发现一种新型布尼亚病毒。

据统计，我国目前传染疾病的啮齿类动物有79种之多，涉及鼠疫、钩端螺旋体病、肾综合征出血热、鼠型斑疹伤寒、恙虫病、血吸虫病、沙门菌类病等24种疾病，其中肾综合征出血热、钩端螺旋体病造成的危害最大，其发病率和死亡率在我国25种甲乙类传染病中位列前10位。

鼠疫发病率虽低，但潜在威胁大。我国蚊媒传播疾病主要有疟疾、淋巴丝虫病、流行性乙型脑炎、登革热和登革出血热4类，这些传染病每年在我国部分省市均有发生，其中登革热和登革出血热1980年和1986年2次在我国广东省、海南省发生大流行，发病人数超过57万，死亡达367人。其他媒介生物所传播的疾病（如莱姆病、黑热病等）也有不同程度的发生。

中国媒介生物防治工作在各级政府领导下，由各有关部门根据分工，各负其责，共同组织实施。全国爱国卫生运动委员会（以下简称全国爱卫会）负责全国媒介生物防治的组织协调工作。各级爱卫会办公室负责媒介生物防治的具体工作，各级卫生防疫部门承担媒介生物防治的技术指导、密度监测和科学研究，在有关科研单位、高等院校的共同参与下，从上到下形成了一个比较完整的媒介生物防治体系。

为了适应我国机构改革和政府职能的转变，近几年来，经国家批准，各地陆续成立了一批媒介生物防治协会等民间组织，如中国鼠害与卫生虫害防治协会，就是经民政部批准成立的国家一级协会。自1992年成立以来，积极协助全国爱卫会办公室在四害技术指导、技术培训、技术推广、科普宣传、对外交流等方面做了加强媒介生物防治的法制化管理，各级地方政府结合本地实际，相继出台了一系列媒介生物防治法规，从而将媒介生物防治工作纳入了法制化管理的轨道。

结合我国实际和长期防治实践的经验，在媒介生物防治工作方面提出

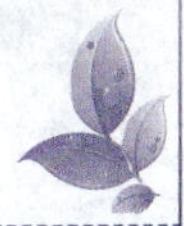

了以环境治理为主、化学防治为辅的综合防治策略，包括环境、化学、生物、遗传、物理、法规6个方面。在具体实施过程中，灭鼠强调卫生的整治和防鼠设施的完善，同时辅以化学防治。灭蚊强调治本清源，成、幼虫兼治；灭蝇强调防治主要蝇种，控制孳生地，完善防蝇设施，合理使用药物；灭蟑螂则强调根据蟑螂生态习性以及生存环境的特点，做好环境清理和预防工作，并选择有效的化学防治方法。

我们还结合中国国情，组织专家在调查研究的基础上，于1988年制订了灭鼠、灭蚊、灭蝇、灭蟑螂标准，1997年又根据情况的变化重新进行了修订完善。

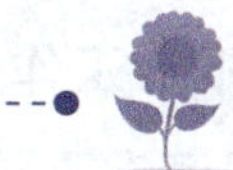

二、积极组织发动群众开展除四害活动

自1978年以来，在各级爱卫会的组织发动下，在全国范围内广泛开展了灭鼠、灭蚊、灭蝇、灭蟑螂达标活动。这项活动得到了各级政府的高度重视。各级爱卫会制订了可行的工作方案和技术方案，依据标准组织实施。1989年以来全国爱卫会组织开展的创建卫生城市、城市卫生检查评比活动，也把媒介生物防治作为一项重要考核指标。随着媒介生物密度的下降，我国的一些鼠源性疾病和虫媒病得到了有效的控制。

我国媒介生物种类多，传播的疾病危害大，因此除害灭病工作的任务十分艰巨。

例如1950~1954年我国的鼠疫发病数为6868例，病死率为33.02%，而1994~1998年发病数为136例，病死率为5.15%。

我国疟疾发病率也由1986年的34.69/10万降至1998年的2.67/10万。20世纪80年代我国广东、海南两省有较大面积的登革热流行，进入90年代疫情也得到有效控制，现仅在两省局部地区有小规模的暴发或散发。

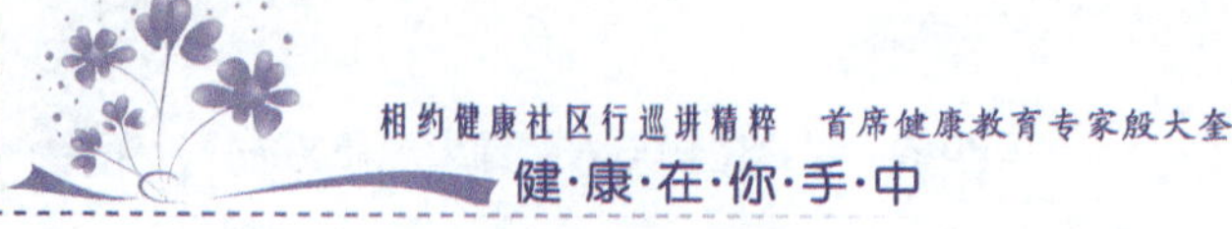

全国爱卫会自1978年起，制定了全国性的除四害科研规划，组织卫生防疫、植物保护系统的科研单位、专业机构和高等院校，对主要媒介生物的区系、分布、生态特点及其防治方法，开展调查研究，设立课题近50个，其中包括鼠、蚊、蝇、防治试点及推广项目。这些规划的实施，基本摸清了我国鼠、蚊、蝇、蟑螂等主要媒介生物的本底，改进了防治方法。例如此项规划中的《中国鼠传疾病的地理区划》、《白蚊伊蚊及其综合防治》、《全国家蝇抗性调查》、《城镇大面积综合防制蚊虫的研究》、《浸泡蚊帐灭蚊防治试点》、《生物杀虫剂的研究和应用》等等，都取得了既有理论意义又有实际价值的成果。例如20世纪80年代我国开始研究和推广使用拟除虫菊酯浸泡蚊帐，有效地降低了疟疾的发病率。为了使媒介生物防治工作、保护环境及可持续发展相协调，近年来我们加强了环境防治及生物防治的科研与推广工作。如环境防治方面，在我国黄河冲积平原和淮河流域研究并推广湿润灌溉防治稻田蚊虫的孳生；一些城市在开展灭鼠、虫蚊，灭蝇、灭蟑螂达标及创建卫生城市活动中，注意城市内河排水系统和垃圾处理系统的工程改造，以清除孳生地。在生物防治方面，开展了生物杀虫剂、捕食者和寄生物等项目研究。如细(真)菌杀虫剂、稻田养鱼灭蚊、中剑水蚤灭蚊、寄生蜂灭蝇等，其中应用苏云金杆菌血清型H-14和球形芽孢杆菌防治容器积水中的蚊虫收到了良好的效果，我国自行分离的球形芽孢杆菌C3-41株对蚊虫的毒效超过了国外的3262株。近年来，我国科学工作者也开始将现代生物技术应用于媒介防治中，如开展了将苏云金杆菌等细菌毒素基因转移到蓝藻和鱼腥藻中，对家蝇和淡色库蚊抗性相关蛋白质在基因水平上进行了研究等。

为了加强我国媒介生物防治的科研和技术指导，全国爱卫会于1996年成立了我国媒介生物防治领域的最高技术咨询指导组织——全国爱卫会除四害专家委员会，各省市也有相应的专家咨询指导组织。为了普及除害防病知识、强化群众自觉参与意识，各级爱卫会及协会充分利用报刊、电台、宣传画、录制科普音像制品、举办各种类型的培训班等。

我国自1985年起，开展了全国鼠密度监测。1991年扩展为鼠、蚊、蝇、

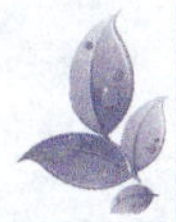

蟑螂四害密度监测点，许多地、县级市也设立了监测点。为了加强对自然疫源性疾病的监测，我国相关省、市，尤其是疫源区还设立了鼠传疾病和虫媒病的监测工作网点，以便及时了解疫情动态。各省、市还相继开展了药物抗性监测工作。从现有抗性监测的结果看，我国鼠类虽在个别地区发现耐药性增长较快，蟑螂在一些地区也产生了程度不同的抗药性，其中对拟除虫菊酯类杀虫剂的抗性较为普遍。

三、鼠药市场，鱼龙混杂

新中国成立以来，尤其是改革开放30年来，中国媒介生物防治的市场需求日益增长，相应的产业也随之发展起来。据不完全统计，中国目前卫生杀虫灭鼠药生产企业已达到500多家，产值超过40亿元人民币。据估计，我国每年使用的卫生杀虫药剂约有1000万吨。我国目前已能生产出各类剂型的药物，基本能满足国内的需求。随着中国经济持续发展，社会对媒介生物防治的需求日益增大，相应的杀虫服务公司应运而生。

目前，我国各主要城市均有此类服务机构，仅北京市就有100多家，其中私营企业占有相当大的比例，它们主要服务于宾馆、饭店、医院、餐饮、食品制售单位等行业。可以预期，随着人民生活水平的提高，个人对媒介生物消杀服务市场需求也会逐渐形成。

我国人口众多，基础卫生条件较差，农村人口比重大，又是一个发展中的人口大国，因而除害防病的任务依然十分艰巨。特别是进入20世纪90年代以来，我国自然疫源性疾病疫情仍较为严重，主要表现在死亡人数多，虽然发病人数占法定报告传染病构成比低（4.53%~7.38%），但其死亡人数占法定报告传染病构成比高（33.01%~61.07%）。我国一些地区的媒介生物密度尤其是鼠密度居高不下，是自然疫源性疾病疫情严重的一个主要原因。

因此，我国今后鼠类及其他媒介的防治工作不能有丝毫松懈。

我国媒介生物种类这么多，由它们传播的疾病也不少，其中有些疾病治疗困难，病死率较高，因此除害灭病工作的任务十分艰巨。

在防制对策上，要改变以往注重化学杀灭，轻环境质量消亡。也就是说，在消除式控制孳生环境上狠下工夫，而不应一味偏重用化学药物杀灭。

记得在1999年召开的中国鼠害与卫生虫害协会第七届年会上，曾明确指出，“目前除四害所需药物，其市场极为混乱，特别是剧毒急性鼠药，政府屡禁不止，大有愈演愈烈之势，误食、投毒造成的人畜伤亡事故时有发生。”

对杀虫剂的使用也过多，且滥用，在科学性上存在不少问题。

以灭家蝇为例，民间普遍长期使用“敌敌畏”。由于家蝇对该药的抗性不断增强，为了加强灭蝇效果，不少群众以提高“敌敌畏”浓度，从而造成“敌敌畏”对人体健康的慢性损害。研究证明，有抗磷制剂的“敌敌畏”，不仅可造成人的慢性神经中毒，而且还存在有致癌、致畸、致突变问题。目前，有不少国家已经停止或限制其使用。

在谈到灭鼠药与人健康的关系时，还要特别提出的是一些灭鼠剂的危害。

近些年来，国内重大禁用灭鼠剂中毒事件频繁发生，已严重威胁到人们的生存环境和生命安全。这是我在任卫生部副部长期间最头痛、最揪心的问题之一。

每年每月，甚至每周都会接到早已明令禁止的鼠药还在危害人民健康的报告，而单靠卫生行政的努力又解决不了问题时，我感到不安和苦恼。

由于管理体制和部门职能分工，目前一个鼠药至少与7个部门有关系，卫生部门只是承担对鼠药中毒患者的抢救。而鼠药生产销售及监督管理工作，分别是其他部门的职能。因此，要管好灭鼠药，必须多部门通力合作。

为了帮助大家进一步了解有关情况，预防或减少鼠药对人体危害，以下简要介绍一下有关鼠药的知识。

由于鼠类是一种高度进化的哺乳类动物，对环境有高度的适应性，且繁殖速度极快，有良好的记忆力和信息传递方法，加之群体活动有一定的

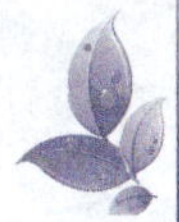

社会性，因此，鼠类具有较强的回避伤害的能力。

老鼠对人类危害具有广泛性、严重性，人们将鼠类视为敌人，形成了“老鼠过街，人人喊打”的局面。

历史上，人类曾尝试过许许多多的办法灭鼠，但随后都会被老鼠“适应”或“识破”而使效果大减。至今人们还在不断探索新的灭鼠方法。

由于鼠类的这些特性以及人类与鼠类长期“斗争”史，造成了当前灭鼠方法五花八门，灭鼠药物种类繁多。

灭鼠剂分类，按管理程度分为：

（1）可使用的灭鼠剂：为敌鼠钠盐、杀鼠速、杀鼠灵、溴敌隆及C型肉毒毒素（主要用在森林草原）等。

（2）控制使用鼠药：为磷化锌、毒鼠磷、溴代毒鼠磷等。

（3）明令禁止使用的鼠药：氟乙酰胺、氟乙酸钠、毒鼠强、毒鼠硅等。

问题在于早已明令禁止生产使用的鼠药，为什么还有这样大的市场？

首先是政府管理体制不顺，“政出多门”，约六七个部门管理鼠药，“大家都在管，大家都没管好。”

其次是专家们多年呼吁的科学灭鼠的思想，没有引起有关部门及社会的重视，甚至在全国还出现过一件怪事。1994年，我国5位著名灭鼠专家，为揭露和反对当时使用国家早已明令禁止的“邱氏鼠药”，结果反而以被告身份走上法庭，甚至出现一审败诉的严重局面。这件事就是当时轰动国内外的“邱氏鼠药案”。当然，最后还是以5位专家胜诉告终。

再次是一般群众科学灭鼠的知识太少，不少人认为以“毒鼠强”为代表的一类剧毒鼠药，灭鼠效果“立竿见影”（有人将这类毒药称“三步倒”），而对专家推荐的科学慢性灭鼠药误认为“不管用”。

再加上这类剧毒药无色无味、合成简单、成本低廉、有利可图等，以上几个因素造成了我国剧毒灭鼠药，一直打而不死，至今仍然占据了我国灭鼠药的大半天下。

剧毒急性灭鼠药的危害是什么？为什么千万不能用？

概括起来，剧毒鼠药的危害性具有三性：即剧毒性、频发性、广泛性。

当前，国内出现的急性灭鼠药中毒事故，几乎全是由毒鼠强（424）、氟乙酰胺（1081）和氟乙酸钠（1080）等剧毒急性鼠药所致。

这类药物对中枢神经系统和心脏等脏器，具有强烈的毒性作用。1克氟乙酰胺可毒死6~7人，且大部分无特效药解毒。加之，该类药属植物内吸毒物。污染环境严重，药物化学性质稳定，不易分解，可长期在自然界存在并具有2次、3次中毒等特性，对人畜危害性极大。

氟乙酰胺混入土壤后，会通过植物的内吸收作用进入植物的茎、叶、种子，人畜吃了这些植物也可引起2次、3次中毒。有报道，用“毒鼠强”处理过的土壤，生长的冷杉4年后结出的树籽，仍可毒死野兔。

从频发性看，根据中国疾病预防控制中心中毒控制中心提供的情况，2000年全国发生剧毒鼠药中毒996起，死亡63人；2001年发生787起，死亡42人；2002年9月14日，南京市江宁区汤山镇发生特大投毒案，300多人中毒，42人死亡；2002年11月25日，广东省吴川市黄坡镇第二幼儿园70多名师生中毒；2003年5月25日至6月27日，浙江省苍南县一名法轮功分子利用“毒鼠强”连害17人，导致16人死亡。

疾病预防控制中心的专家说，近几年来，我国由剧毒急性鼠药造成的中毒事件，平均每天发生2~3起，几乎天天都有人被“毒鼠强”毒死。中毒的原因，已由原来多为个体误食发展到目前的投毒为主的群体性中毒。

再看看剧毒鼠药危害的广泛性。

据农业部门调查，目前剧毒急性鼠药的毒饵在全国鼠药市场中占60%的份额，在农村鼠药市场中竟高达80%。中国疾病预防控制中心中毒中心分别于1997年、2001年在全国11个省市的集贸市场抽查灭鼠毒饵标本116份，其中1/4含“毒鼠强”。卫生部2001年全国共收到重大食物中毒事件报告185起，其中化学性食物中毒占48.65%，剧毒急性鼠药中毒占化学性食物中毒的50%。

剧毒灭鼠药中毒后，症状大同小异，一般为阵发性抽搐或持续性痉挛，

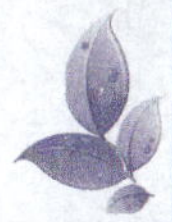

口吐白沫，四肢强直为最多见。部分有恶心、呕吐、腹痛和精神症状等。服用剂量较大时，中毒者可在数分钟内死亡。

由于目前尚无特效解毒药，中毒者的救治多系对症处理，关键是早发现，早诊断。

如何预防这种情况的发生呢？

（1）加强部门间联合，提高监管效率，严厉惩处不法商贩。2002年底，党中央国务院多位领导就加强剧毒鼠药监管工作作出再次批示，农业部、原国家经贸委、公安部、国家工商行政管理局、国家质量监督检验检疫总局联合在京召开了电视电话会，进行专门部署。更可喜的是2003年7月18日，国务院召开实施食品药品放心工程和开展毒鼠强专项整治工作会议。当时的国务院副总理吴仪强调，要下大决心禁止制售和使用毒鼠强。

（2）普及鼠害和科学灭鼠的知识，广泛深入发动群众打击、整治剧毒急性鼠药市场，坚决取缔非法生产剧毒鼠药的窝点。

（3）克服重化学药物灭鼠，注重环境的防治。生物防制、生态防制是一种无弊端，最经济，既可优化环境，又能保证持续灭控鼠害效果的好方法。应坚持并扩大以治理环境，硬化地面，规整室内外杂物，封堵鼠洞，保护鼠类天敌，以及突出以防为主等行之有效的办法。

第五章

疾病，医师和病人共同的敌人

这次SARS的暴发流行，揭开了良好医患关系新篇章，它是血的教训，是数以百计的医务人员以健康乃至生命为代价换来的。我们要珍惜，珍惜，再珍惜！

人们生活在这个姹紫嫣红、瞬息万变的社会，吃着五谷杂粮，作为一种特殊的高级动物，也遵循着大自然中生老病死的生物规律。

人要生、要死、要生病，这是谁也逃不过的。

生了病就要治，要治就必定找医师。由于在不同时段有很多的人生病，因而医师这个职业就顺应而生。

长期以来医务人员以“大慈恻隐之心”，“不得瞻前顾后、自虑凶吉、护惜生命”临危不惧的仁爱之心，及“大医精诚、贫贱博爱、童叟无欺”，“无欲无求”的白求恩精神，为人民的健康，为社会主义现代化建设作出了不少贡献，受到了广大人民群众和病人的尊敬、爱戴。广大患者尊医、重医，为战胜疾病相互理解、相互信任、相互配合，维护了良好的医患关系，应该说是我国长期以来医患关系的主流。

随着社会主义市场经济体制的逐步建立和完善，过去在计划经济体制下不被重视的医患关系日益突显出来。

由于各方面原因，近几年来严重的医疗纠纷和不断恶化的医患关系，

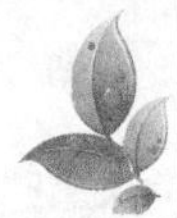

引发了不少社会矛盾,从而招致社会各界的关注。

前几年在部分群众中存在的“医师收红包”、“医院拿回扣”、“医师医德败坏”的舆论,曾压得医师喘不过气来,医院也在诸多不良的环境中艰难求生。

然而,一场突如其来的SARS流行,广大医务人员用健康和生命,实践着恪尽职守、忠于人民的誓言,诠释着医师、护士这两个神圣的名词。他们义无反顾地投入到这场惊心动魄的无硝烟的战斗中,以自己的实际行动,实现了自己的誓言,得到党和政府充分的肯定和全社会的普遍赞扬,被人民群众称之为“最可爱的人”。

半年的时间,社会公众对医务人员的评价为何这样天地之差?是原先人民群众把医务人员看错了,还是广大医务工作者突然变好了?

对这个问题,不同的人有不同的答案,但不论理由是什么,一个不可争辩的事实是,一个平时表现很差的群体,怎么能在防治SARS的关键时刻个个表现得如此优秀?

目前,我国执业医师和执业助理医师队伍约有210万人,他们绝大多数都受过严格的高等教育,其中不少人是院士、教授、主任医师,就是最基层的乡村医师也是原来农村医师经过中专考试合格后聘任的。

这200多万医务人员,长期受党的教育,人民的培养及特殊职业道德的熏陶,应该说他们中的绝大多数人是十分优秀的。医师队伍的主流是好的,当然在200多万人中也如同其他行业一样,有少数缺乏职业道德,对病人健康不负责任,甚至完全丧失人民医师基本素质的人,但这部分人毕竟是少数,而且长期以来各级卫生行政部门对这些人进行了教育,对有些人还进行了处理。

特别是经过抗击SARS的战斗洗礼,广大医务人员更会牢记自己光荣而神圣的职责,严于律己,珍惜荣誉,更加自觉、积极投入今后的医疗卫生工作中,为人民的健康作出新贡献。

在这里特别想跟大家谈谈医患关系与人民健康的问题。

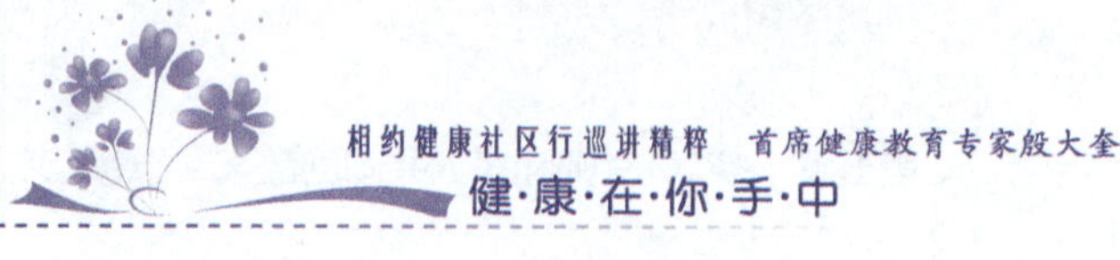

有些同志可能会问，谈健康科学知识，为何又谈医患关系呢，这不是风马牛不相及的事吗？

因为处理好医患关系对维护好人民健康关系极大，反之，将直接影响人们的健康。

首先，病人生病要找医师看，更希望找好医师看，如果医患关系紧张，互不信任，互存戒心，甚至有敌对情绪，病人不可能很好配合医师，病史提供不完整，查体不合作，对诊断半信半疑，对医嘱不执行，那这个病怎么看的好呢？

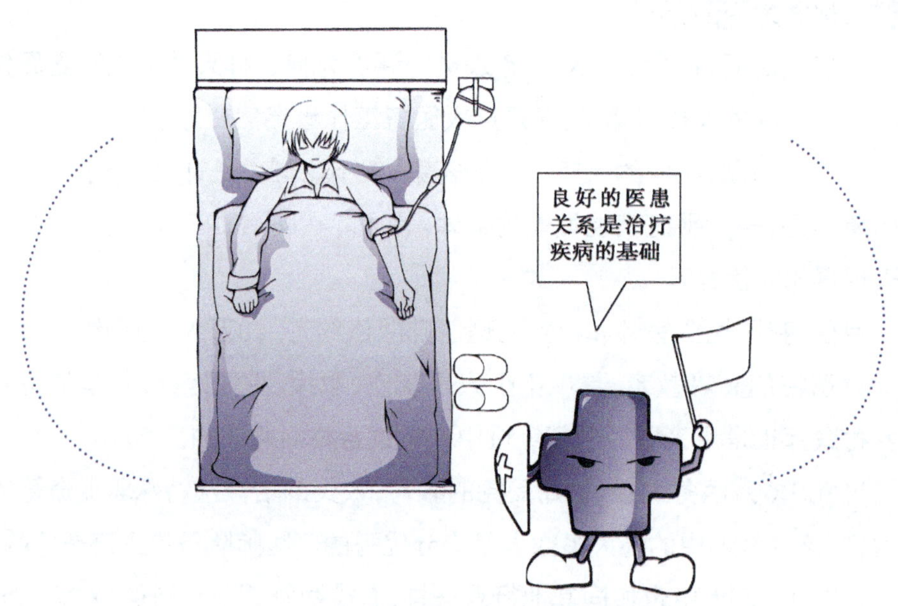

图29　医患关系是相互尊重、信任、关爱

同样，如果医师对病人存有戒心，时刻提防患者可能找自己纰漏，甚至怀疑病人可能以后要告自己等等，一个医师如果有这种心情和想法，他又怎么能全心全意地为病人诊治疾病呢？

因此，从这个角度看，病人尊重医师、信任医师，也就是维护了自己的健康；反之，也是损害自身健康的表现。

另外，医疗行业是一个带有高风险的职业，根据目前的医疗水平，不

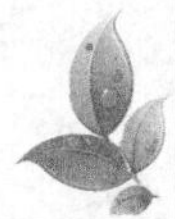

是每种疾病都能治好的，就是一些可以治疗的疾病，也因为每个病人的病情不一样、病期不同、既往治疗情况以及是否有并发症等情况，预后也不一样。

因此，要求住院的病人就一定要治好，医不好就是医疗事故，这种想法是不科学的，也是不合理的。特别是对一些危重患者的抢救，医师、护士要承担很大的责任和风险，如果我们不能正确、合理地对待，而超越现实，不切实际地提出一些不合理要求，就会给医师增加很大精神压力。特别是如果病人一旦因病情重而死亡，患者家属就闹医院、打医师，这样做的后果，可能使一部分医师今后在面对这类危重病人的救治时，为了减少医疗纠纷而采取自我保护的做法，以没有能力和水平为借口推诿病人，不愿承担这种高风险的救治工作。

这样做的结果就有可能使一些本可以通过救治有可能存活的部分病人，因医师放弃或延缓抢救而造成病人死亡，其直接受害者当然是病人。

此外，改善医患关系有利于促进医学科学的发展，更好地服务于人类健康，这是因为医疗技术水平提高，医学科学技术发展，在很大程度上是通过医师处理各种疑难病例和抢救危重患者的实践不断总结经验，吸取教训而促成的。

如果没有良好的医患关系作基础，医师执业环境不好，就有可能使一些医师为了减少或避免医疗纠纷，而放弃一些可能的机会去大胆实践、探索、突破。其结果可能使这个学科停滞不前，技术陈旧落后，从而直接影响我国的医疗水平和科研成果。

2002年1月9日，中国医师协会正式成立，它成立后做的第一件大事就是进一步了解医患关系紧张的原因及医师的执业情况。

协会刚成立不久，就在全国5个省市进行了一次调研活动，其结果让我们大吃一惊，现将调研活动的主要内容及结果简述如下：

（1）医师执业环境恶化。在被调查的医师中认为当前医师执业环境“良好”和“一般”的分别为5.18%、34.15%；而选择“较差”和“极为恶劣”

的分别达到47.35%和13.28%。74.29%的医师认为，自己的合法权益不能得到保护。在生活环境方面，医师们普遍认为其待遇与所从事的高风险、高技术的职业不相符，这点在中青年医师中尤为明显。

执业环境的恶化，已影响到了医师队伍的稳定，在社会上普遍认为医师职业是理想职业的今天，医师愿意让自己的子女报考医学院校的仅占10.89%，而不愿意的则高达53.96%，另外有35.15%被调查的医师填写随子女自己选择。

（2）医疗纠纷成为困扰医师队伍的"顽症"。我们所发的《医院调查表》的结果显示：近3年来，平均每家医院发生医疗纠纷66起，发生打砸医院事件5.42件，打伤医师5人。单起医疗纠纷最高赔付总金额为92万元（不在我们调查范围的某省，最高赔付费达近300万元），平均每起医疗纠纷赔付金额为10.81万元。

另外，频发的医疗纠纷严重影响了正常的医疗秩序，不少纠纷发生后，一些患者或患者家属就选择大闹，围攻医院，侵害医务人员，医院要维持正常经营，往往迫于各种压力向患方妥协。

调研中，只有12.63%的被调查的医师认为人民法院对医疗纠纷的处理是公正的，却有44.20%的医师认为有失公正。

在这次调研活动中，广大医师对新闻媒体的意见较大，有80.66%的医师在《医师调查表》中填写"认为媒体对医疗纠纷的报道不客观"。

以上是中国医师协会2002年初在全国较大范围内的调研活动结果，可以说是对相当一段时期不良医患关系的如实写照，这些情况和结果，虽然我们都不愿意看到，但毕竟是科学的调研结果，是一种不得不承认的事实。

那么，如何正确认识及处理好医患关系呢？

根据我从医和从政多年的经验，提出几点肤浅看法：

（1）医患关系是合作关系、战友关系，医患应相互尊重、相互信任、相互关爱。医患面对的共同敌人是疾病，他们是一个战壕内的战友，要战胜敌人，患者离不开医师，医师也离不开病人。"医因患愈而荣，患因医高而敬，

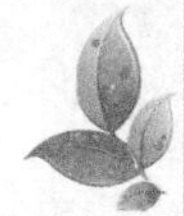

医患唇齿相依，医患同舟共济，休戚与共”。

（2）正确对待医患不同角色。医疗服务是特殊服务，不能等同一般商业行为，医患也是一特殊群体，不能完全当商品，而把它视为消费和被消费关系。患者饱受病痛折磨，对疾病的感受最深，需要同情和关爱，医师要特别重视患者乃至患者家属的主诉。

（3）医疗纠纷中有医者的原因，这通常是由责任、技术和道德等原因造成。但也有患者的原因，如病人不配合、违反有关政策、制度或规定以及经济方面原因等。因此对医患纠纷判断和处理要具体分析，认真对待，及时发现苗头采取补救措施，双方以冷静的态度克制自己，尽力化解矛盾。

（4）维护医师合法权益与保护患者利益是不矛盾的。如果医师合法权益得不到保护，那么维护患者的权益就成为一句空话。在处理好医患关系，防范医疗纠纷中医师的言行起着举足轻重的作用。

2003年抗击SARS的战斗中，广大医务人员之所以能赢得全社会和广大人民群众的称赞，这与医务人员严格履行职责，大无畏精神和率先垂范的作用是分不开的。

世界上只要有人，就会存在疾病和病人，就需要有医师，就会存在医患关系。

我相信，随着经济发展，社会进步，社会主义法制的不断完善，在社会各界的共同努力下，建立和谐、文明的医患关系，这一目标一定会实现。

第六章

面向新世纪的医学科普

我们现在强调疾病的控制，打预防针很重要，普及健康知识就是打“预防针”。一段时间里伪科学泛滥、法轮功猖獗，最重要的一点就是没有打“预防针”。

同人类的任何科学技术一样，医学的生命力也在于不断发现、不断创新。而不断发现、不断创新的动力和目的在于普及，因为只有医学知识真正普及了，才能“普度”众生，才能使医学科学转化为现实的生产力，才有社会价值和经济价值。

江泽民同志说：“创新是一个民族进步的灵魂，是一个国家兴旺发达的不竭动力。”他还明确提出：“要树立全民族的创新意识，建立国家的创新体系。”医学的创新体系，应是国家创新体系的重要组成部分，它关系到我国全民族健康保障的大问题，应不断地充实它、完善它。

创新除了新发现、新发明、新改进以外，还包括新知识、新技术的传播。正因为如此，我国的医学、药学等部门及其众多的工作者，都应该既能从事研究工作、医疗工作，又能从事普及工作，这是建立和完善医学创新和普及体系的需要。

医学科普有两个层次。一是通过医疗服务普及，不断促进我国医疗、预防、保健整体水平的提高；二是通过健康教育，普及医学知识，提高群

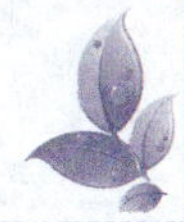

众的健康意识和自我保健能力，养成良好的卫生习惯和文明健康的生活方式。

医学知识的创新普及工作，既是物质文明建设的重要内容，又是精神文明建设的重要内容。

我们有充分的理由相信，医学科学知识和其他科学技术知识的创新、普及，是能战胜一切迷信、愚昧、歪理邪说和贫穷落后的，是能把人们的生产、生活引入文明、科学轨道的。这不仅已被人类的科学史所证明，也已被整个人类社会的进步史所证明。

人类在20世纪中对自身的健康问题，有诸多新认识、新突破，其中新的健康概念和新医学模式的提出，对整个医疗卫生事业产生了重大影响。我们不难预料，在新的千年中，人们对自身健康问题的认识，将会有更多的新认识、新创造，医学卫生科学知识将在我国得到更广泛的普及。当然，任何新认识、新创造，都是以前辈的优秀文化思想和科学成果为基础的，判断新与旧的一个重要原则，不但要看其是否有超前性，而且还要看其是否适应社会现实发展的需要，不适者为陈，适合者为新。

健康新概念（即"健康是身体、精神和社会生活诸方面圆满适宜的一种状态，而不仅是没有疾病和不虚弱"）和"生物–生理–社会"医学模式的提出，虽然前者是20世纪70年代美国恩格尔教授提出的，至今已相隔几十年，但对当今乃至今后很长时间内的中国仍然是适用的，仍然有重大的实践意义。

医学科学知识创新、普及，能战胜一切迷信、愚昧、歪理邪说，能把人们的生产、生活引入文明、科学的轨道。

我国医药卫生体制的改革，一方面要增强医药卫生事业的活力，充分调动医药卫生人员的积极性，促进卫生机构和医药行业的健康发展，让群众享有价格合理、质量优良的医疗服务；另一方面要大力向群众开展健康教育，普及医药卫生科普知识，增强群众自我保健的意识和技能，调动群众搞好个人、家庭和社区卫生保健的积极性。这两个积极性相结合，是搞好各项卫生保健工作的基础，也是达到提高全民整体健康水平的必由之路。历史经验已经证明，加强医学科普和健康教育工作，是低投入、高产出的保健措施，是提高全民族健康水平的捷径，对于促进两个文明建设及实施科教兴国战略都有重要意义，于国、于民、于家都十分有益，在新世纪中应当得到更充分的重视。

健康科普传播做得不够，科学的、健康的内容传播不够，伪科学、邪教就会乘虚而入。我们的健康教育工作始终要抓住“健康科普传播”这六个字，我们的科普是为了健康，我们的传播也是为了健康科学的知识能够普及，目的也是为了健康。科学和普及要有机结合，科学是基础，普及是目的。

养生骗子的共同特点是：打着中西医旗号，以大师、专家、“中医世家”、“美国博士”等光环伪造学术背景，从业经历可疑，有悖常识的惊人言语，同时夸大人们日常行为对身体的危害。养生观点耸人听闻，迎合受众，吸引眼球。他们的言行在少数缺乏社会道德的传媒“黑幕”利益链的操作和包装下，弄假成真，欺骗公众，危害百姓。

近几年来，除林光常之外，还有“刘太医”（刘弘章）、中里巴人、吴清忠、马悦凌，最近出现的张悟本、李一等，他们宣扬“生吃泥鳅可养生，豆腐伤肝肾；早晨空腹喝凉开水治胃病，喝醋不得癌症；糖尿病患者只吃黄豆饭、蔬菜和豆制品，不用服药，两三个月就可治愈；吸烟不是得肺癌的原因，吃辣椒才是得肺癌的原因；不要喝牛奶，牛奶是牛喝的，人喝了可致癌、可脱钙，喝酸奶会使血管堵塞；降压药会吃出脑梗死、肾衰竭；吃盐多少跟血压没什么关系，“把吃出来的病吃回去”；吃肉不会胖，吃米、面才会胖，大谈其首创的“露卡素有机生活”、“28天零饥饿减肥”、“20天减15斤”、“不运动也能减肥”，而让一种名为“左旋肉碱”的东西“火遍”各地。

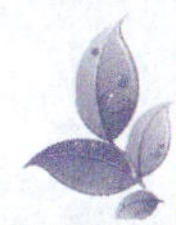

如何识别养生骗子：

（1）查看学术背景。作为医学专家或者保健养生专家，必须有长期专业培训、一定深度和广度的医学基本理论和实践知识，没有什么“自学成才”的。

一名普通护士成为“民间名中医，在运用食疗和经络养生防病方面卓有创见”，并被封为“健康教母”，一位自称出身“中医世家，其父是八卦掌第四代传人”，自己没任何医学背景，却成了养生专家；一个师范大学中文系的人，在中医大学教医古文，没任何临床实践，全是纸上谈兵，对这种人还是不信为好。最近一位“美国博士”推销自己的神奇有机生活，却说“左旋肉碱”是一种酶（说肉碱所以能减肥，是因为它是肌肉中的一种酶），实际肉碱与酶是不沾边的，此人是经济学博士与营养根本不沾边。

（2）看从业经历、研究成果的共识性。研究新成果、新疗法、新药物、新用途，有可靠的科学鉴定、审查程序及科学杂志的共识，不是自己吹出来的。

（3）内容坚持科学性。有悖常理、颠覆常识的言论要特别警惕，如否定代谢三大物质、耳朵识字、气功治百病、糖尿病可大量吃糖不用药、3天戒断毒瘾等。

（4）娱乐性科普要警惕。不能用娱乐的方式做科普，但完全可以让科普具有娱乐性。

（5）包治百病。一方、一械、一药、一人包治百病，能治好目前公认的疑难病症（癌症、艾滋病）。

拿出所谓个案病例，并声称政府压制、打击他，找“托儿”证明自己一方一法如何神奇，甚至利用极少数医务人员做“托儿”，混淆视听。

（6）用《中国公民健康素养66条》这个“照妖镜”，对照。

（7）用我国正规的健康教育专家（特别是一批首席健康教育专家）的言论、观点对照。

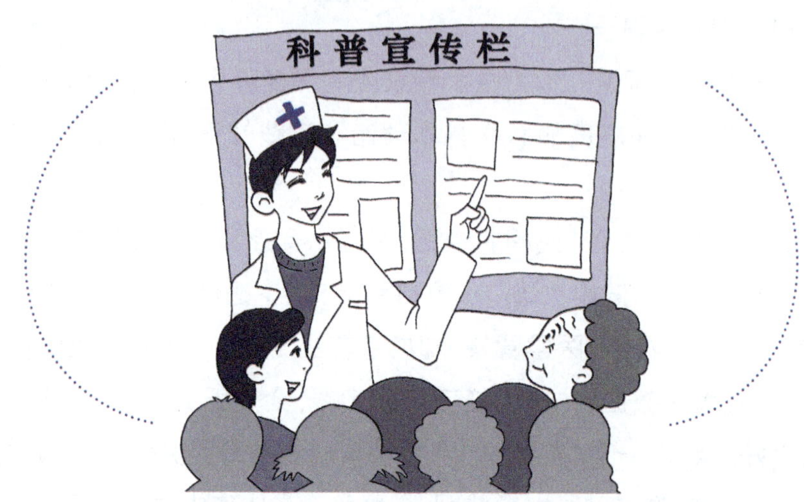

图30　积极宣传科普知识

科学不是我们的最终目的，要通过普及，让尽可能多的老百姓、人民群众去掌握它，这才是我们健康教育的目的。为了达到健康知识普及的目的，我们就必须强调健康教育和健康促进。一个是教育，一个是促进，两者是不可分的。健康教育是基础，要让老百姓了解一些保护健康的基本知识，但是光靠知识是不行的，一定要把这些知识落到实处，这就是我们健康促进的内容。

比如，吸烟有害健康，很多人都懂得这个道理，但是仍在吸烟。健康促进的内容就是要创造一个环境，制定一些措施，再想出一些办法，帮助烟民戒烟。

再比如，人们知道饮食不合理不好，怎样能够落实饮食合理，对身体不利的食物，就是想吃也能够控制少吃或不吃。不运动，精神、心理平衡的问题，也是一样。

所以，除了健康教育，把健康知识告诉人们，还要有一系列的政策、策略、措施，包括人力、组织、经费来落实我们健康教育的内容，逐一落实变成老百姓自觉的行动，促使人们提高维护和改善他们自身的健康。

这就是我所理解的健康促进工作，以及世界卫生组织为什么一再将两者并在一起提倡的理由。